確認 医事法用語 250 WORDS
KEYWORDS OF MEDICAL LAW

編集　甲斐克則

成文堂

はしがき

　このたび，成文堂の『確認用語シリーズ』に『確認医事法用語250』を加えることになりました。成文堂からこの企画提案をされたとき，同シリーズに類するような用語集は医事法にも是非必要であると考え，即座にお引き受けすることにしました。本書では，重要と思われる250ほどの基本用語を選びました。

　本書のコンセプトは，医事法上重要な基本用語を平易にポイントを絞って解説し，しかもハンディーな基本用語集とするという点にあります。医療と法に関する問題が大きな社会的関心を呼んでいるにもかかわらず，これまで，医事法の基本用語の意義や概念を確認することができ，しかも気軽に携帯できる用語集は見当たりませんでしたので，本書の刊行意義は大きいと思われます。

　本書の利用者としては，まず，法学部や法科大学院，さらには医療系の大学や専門学校ではじめて医事法，医療と法，ないし医事刑法等を学ぶ学生が考えられます。講義を聞く際の，あるいはゼミでの議論の際の用語解説書として気軽に利用すれば，学習の成果も上がるのではないかと思います。また，いわゆる法曹三者以外の多くの実務家や医学部・医療系学部ないし病院等の医療関係者にとっても，この用語集は便利であろうと想像します。また，なにより，今日，医療問題が大きな関心をもたれていることから，この医事法の用語集が，患者・市民の方々にも広く利用されれば，望外の幸せです。

　本書の執筆者は，中堅・若手の医事法研究者の方々ですが，短い執筆期間，しかも今年は記録的な猛暑であったにもかかわらず，多忙な中，本書の企画の趣旨を理解して執筆していただきました。ここに，執筆者の方々に心より御礼申し上げる次第です。

　最後に，本書の企画から刊行に至るまで，いつもながらの細やかなご配慮をいただいた成文堂の阿部耕一社長と本郷三好編集部長に心より感謝申し上げます。

　　2010年9月
　　　　　記録的猛暑が去り，秋の気配が漂いはじめた早稲田大学にて
　　　　　　　　　　　　　　　　編者　甲　斐　克　則

目　次

はしがき

❶愛知県がんセンター事件…………1
❷安全性確保義務……………………1
❸安全配慮義務………………………1
❹安楽死………………………………2
❺安楽死等審査法(オランダ)………2
❻医学及び歯学の教育のための献体
　に関する法律………………………2
❼医学水準……………………………3
❽医療水準……………………………3
❾医学的適応性………………………3
❿医業…………………………………4
⓫医業停止処分………………………4
⓬医行為………………………………5
⓭医師法………………………………5
⓮医事法(学)…………………………5
⓯医師免許……………………………6
⓰慰謝料………………………………6
⓱医術的正当性………………………6
⓲異状死(体)…………………………7
⓳異状死ガイドライン………………7
⓴移植医療……………………………7
㉑遺族の承諾…………………………8
㉒遺伝医療……………………………8
㉓遺伝子検査…………………………9
㉔遺伝子工学…………………………9
㉕遺伝子診断…………………………9
㉖遺伝子治療………………………10
㉗遺伝子操作………………………10
㉘遺伝子多型………………………10

㉙遺伝情報…………………………11
㉚遺伝性疾患………………………11
㉛遺伝相談…………………………12
㉜遺伝的差別………………………12
㉝遺伝子例外主義…………………12
㉞医道審議会………………………13
㉟医の倫理…………………………13
㊱医薬品の臨床試験………………13
㊲医療・介護関係事業者における個
　人情報の適切な取扱いのためのガ
　イドライン………………………14
㊳医療過誤・医療事故……………14
㊴医療事故の届出…………………15
㊵医療情報・診療情報……………15
㊶医療ネグレクト…………………15
㊷医療法……………………………16
㊸医療保護入院……………………16
㊹因果関係…………………………17
㊺インシデント・レポート………17
㊻インフォームド・コンセント……17
㊼エイズ……………………………18
㊽疫学研究に関する倫理指針……18
㊾延命医療の差控え・中止………19
㊿応急入院…………………………19
○51カウンセリング…………………19
○52角膜及び腎臓の移植に関する法律
　………………………………………20
○53家族性腫瘍………………………20
○54カルテの閲覧・開示……………21

(55)カレン・クインラン事件…………21
(56)川崎協同病院事件……………………21
(57)幹細胞研究……………………………22
(58)患者の権利・人権……………………22
(59)感染症法………………………………23
(60)管理・監督過失………………………23
(61)がんの告知……………………………23
(62)救急救命士……………………………24
(63)行政処分・指導………………………24
(64)強制入院………………………………24
(65)強制不妊手術(断種)…………………25
(66)虚偽診断書作成罪……………………25
(67)業務上過失致死傷罪…………………25
(68)業務独占・名称独占…………………26
(69)緊急措置入院…………………………26
(70)緊急避難………………………………27
(71)苦痛緩和………………………………27
(72)クローン技術…………………………27
(73)検案……………………………………28
(74)健康保険法……………………………28
(75)健康増進法……………………………28
(76)検死(検視)……………………………29
(77)顕微授精………………………………29
(78)後見人…………………………………29
(79)個人情報保護法………………………30
(80)国家賠償(法)…………………………30
(81)合理的医師説・患者説………………31
(82)具体的患者説…………………………31
(83)最善の利益……………………………31
(84)再生医療………………………………32
(85)裁判外紛争解決(ADR)……………32
(86)債務不履行(責任)……………………32
(87)在宅医療………………………………33
(88)歯科医師法……………………………33
(89)死後懐胎………………………………33
(90)死後認知………………………………34
(91)自己決定(権)…………………………34
(92)自己情報コントロール権……………34
(93)自殺・自殺幇助………………………35
(94)自殺念慮………………………………35
(95)事前の指示……………………………35
(96)死体解剖………………………………36
(97)死体解剖保存法………………………36
(98)実験的治療・治療的実験……………36
(99)児童虐待の防止等に関する法律…37
(100)児童の権利に関する条約……………37
(101)シドニー宣言…………………………37
(102)死ぬ権利………………………………38
(103)死亡時刻………………………………38
(104)死亡診断書……………………………39
(105)市民的及び政治的権利に関する国際規約(世界人権宣言B規約)……39
(106)終末期医療……………………………39
(107)終末期医療の決定プロセスに関するガイドライン……………………40
(108)受精卵…………………………………40
(109)出生届…………………………………41
(110)出生前診断……………………………41
(111)守秘義務………………………………41
(112)証言拒否権……………………………42
(113)承諾(同意)原則………………………42
(114)小児医療………………………………43
(115)親権(の喪失)・親権者………………43
(116)人工延命治療(の中止)………………43
(117)人工呼吸器……………………………44
(118)人工授精………………………………44
(119)人工生殖………………………………45
(120)侵襲……………………………………45

㉑身上監護権……………46	㉟代行意思決定……………59
㉒心神喪失・耗弱………46	㊱代行判断……………59
㉓心神喪失者等医療観察法……47	㊲胎児研究……………59
㉔人体実験……………47	㊳胎児診断……………60
㉕信頼の原則……………48	㊴代諾……………60
㉖診療契約……………48	⑯代理懐胎・代理出産……60
㉗診療の補助……………48	⑯多因子疾患・単一遺伝子疾患……61
㉘診療報酬……………49	⑯ダウン症……………61
㉙診療録(の作成・保存)……49	⑯堕胎(罪)……………61
㉚スモン事件……………50	⑯チーム医療……………62
㉛精子提供(者)…………50	⑯治験……………62
㉜生殖補助医療…………50	⑯嫡出子……………62
㉝精神医療審査会………51	⑯注意義務……………63
㉞精神科医療・精神科病院……51	⑯治療拒否……………63
㉟精神保健福祉法………51	⑯治療行為……………63
㊱生体移植……………52	⑰治療的クローニング……64
㊲正当業務行為…………52	⑰同意殺人……………64
㊳性同一性障害…………53	⑰同意入院……………64
㊴成年後見制度…………53	⑰同意能力……………65
⑭生命科学……………53	⑰東海大学病院事件……65
⑭生命の発生……………54	⑰統合失調症……………65
⑭生命倫理……………54	⑰届出義務……………66
⑭世界医師会……………54	⑰ドナー……………66
⑭説明義務……………55	⑰都立広尾病院事件……67
⑭遷延生植物状態(PVS)……55	⑰日本医師会……………67
⑭選択的妊娠中絶………56	⑱ニュルンベルク裁判(原則)……67
⑭専断的治療行為………56	⑱任意入院……………68
⑭措置入院……………56	⑱人間の尊厳……………68
⑭損害賠償……………57	⑱妊娠中絶……………68
⑮尊厳死……………57	⑱脳死……………69
⑮臓器移植法……………57	⑱脳死判定……………69
⑮臓器提供意思…………58	⑱胚……………69
⑮退院請求……………58	⑱胚性幹細胞……………70
⑮体外受精……………59	⑱胚研究……………70

⑱⑨胚移植………………………71
⑲⓪パターナリズム……………71
⑲①判断能力……………………71
⑲②ハンチントン病……………72
⑲③被害者救済…………………72
⑲④被害者の承諾(同意)………73
⑲⑤被験者………………………73
⑲⑥ヒト・クローン技術等規制法……73
⑲⑦人クローン胚………………74
⑲⑧ヒトゲノム…………………74
⑲⑨ヒトゲノム・遺伝子解析研究に関
　する倫理指針………………75
⓶⓪⓪ヒト由来物質………………75
⓶⓪①ヒポクラテスの誓い………75
⓶⓪②秘密漏示罪…………………76
⓶⓪③病気腎移植…………………76
⓶⓪④病理解剖……………………76
⓶⓪⑤副作用被害救済制度………77
⓶⓪⑥富士見産婦人科病院事件…77
⓶⓪⑦不妊手術……………………78
⓶⓪⑧不法行為……………………78
⓶⓪⑨プライバシー権……………78
⓶①⓪プラセボ……………………79
⓶①①プロトコール(治験計画)…79
⓶①②閉鎖病棟……………………79
⓶①③ヘルシンキ宣言……………80
⓶①④ヘルスケアに対する子どもの権利
　に関する世界医師会オタワ宣言…80
⓶①⑤法定代理人…………………81
⓶①⑥北大電気メス事件…………81
⓶①⑦保健師助産師看護師法……81
⓶①⑧母体保護法…………………82
⓶①⑨未熟児網膜症(訴訟)………82
⓶②⓪無過失補償制度……………82

⓶②①無資格診療…………………83
⓶②②メディカル・デュープロセス……83
⓶②③免許取消……………………83
⓶②④薬害…………………………84
⓶②⑤薬害エイズ事件……………84
⓶②⑥薬剤師法……………………85
⓶②⑦薬事法………………………85
⓶②⑧優生思想……………………85
⓶②⑨優生保護法…………………86
⓶③⓪輸血拒否……………………86
⓶③①羊水検査……………………87
⓶③②予見可能性…………………87
⓶③③予見義務違反………………88
⓶③④横浜市大患者取違え事件…88
⓶③⑤らい予防法…………………89
⓶③⑥卵子提供……………………89
⓶③⑦利益とリスクの衡量………90
⓶③⑧理学療法・作業療法………90
⓶③⑨リスボン宣言………………90
⓶④⓪リビングウィル……………91
⓶④①リプロダクティブ・ヘルス／
　ライツ………………………91
⓶④②療養上の世話………………91
⓶④③臨床研究・臨床試験………92
⓶④④臨床試験に関する倫理指針……92
⓶④⑤倫理(審査)委員会…………93
⓶④⑥レーゲ・アルティス………93
⓶④⑦レシピエント………………93
⓶④⑧老人福祉法…………………94
⓶④⑨ロー事件判決………………94
⓶⑤⓪ロボトミー事件……………94
⓶⑤①ロングフル・バース訴訟…95
⓶⑤②ロングフル・ライフ訴訟…95
⓶⑤③DNA鑑定……………………96

㉔ES指針……………………………96　㉕GCP……………………………96

法令略語一覧

略　語	正式法令名
医師	医師法
医療	医療法
角膜移植法	角膜移植に関する法律
家審規	家事審判規則
学教	学校教育法
感染症	感染症の予防及び感染症の患者に対する医療に関する法律
行手	行政手続法
刑	刑法
刑訴	刑事訴訟法
献体	医学及び歯学の教育のための献体に関する法律
憲	憲法
戸	戸籍法
子どもの権利条約	児童の権利に関する条約
個人情報	個人情報の保護に関する法律
個人情報保護法	個人情報の保護に関する法律
裁判外紛争解決	裁判外紛争解決手続に関する法律
児童虐待	児童虐待の防止等に関する法律
児福	児童福祉法
食品	食品衛生法
心神喪失者等医療観察法（心神喪失処遇）	心神喪失等の状態で重大な他害行為を行った者の医療及び観察等に関する法律
性同一性障害	性同一性障害者の性別の取扱いの特例に関する法律
精神	精神保健及び精神障害者福祉に関する法律
精神保健福祉法	精神保健及び精神障害者福祉に関する法律
臓器移植則	臓器の移植に関する法律施行規則
臓器移植法	臓器の移植に関する法律
任意後見	任意後見契約に関する法律
ヒト・クローン技術等規制法	ヒトに関するクローン技術等の規制に関する法律
保助看	保健師助産師看護師法
母体保護	母体保護法
民	民法
民訴	民事訴訟法
民調	民事調停法
薬	薬事法
理作療法	理学療法士及び作業療法士法

❶愛知県がんセンター事件
あいちけん　　　　　　　　じけん

愛知県がんセンター事件とは，卵黄嚢腫瘍で愛知県がんセンターに入院中の患者に対して，その患者の状態では治療当時の標準的治療法を採用しない事情がなかったにもかかわらず，これに代えて，安全性・有効性が確認されず，危険性も指摘されていた治験薬を使用することとし，被験者保護の見地から定められたプロトコールの規定に従わない投与方法で，禁止事項である他の抗がん剤との併用も行い，副作用に対しても適切な処置をとらず，三剤併用の化学療法を継続したことにより，骨髄抑制に伴う出血と感染のため患者を死に至らしめたと認定された損害賠償請求事件のことをいう。名古屋地裁の判決では，データの改ざん・捏造，インフォームド・コンセント原則違反等が認められ，こうした事情から，逸失利益は認められなかったものの，患者本人に対する高額の慰謝料（3000万円）が認められ，確定した。
〈手嶋　豊〉

❷安全性確保義務
あんぜんせいかくほぎむ

安全性確保義務とは，食品・各種工業製品等（家電製品など）に起因する被害が生じた場面で一般的に用いられている法的義務のことをいう。人の生命・身体に直接影響を及ぼす作用を有する医薬品に関しても，スモン・クロロキン・血液製剤等の薬害事例を通じて議論がなされてきた。医薬品の安全性確保義務は，医薬品を製造・流通させる製薬会社が，その安全性を確保して，その使用にかかる健康被害の発生を予防する義務（安全性確保義務）を第一に負担する。こうした製薬会社の負担する義務は，当該時点における最高度の医学・薬学等の学問的水準に照らして調査・検討することが求められており，とくに医薬品の副作用には格別の注意が必要で，これは医薬品の製造・販売の前後を問わず認められ，その義務違反は製薬会社の不法行為責任を発生させる。国も，憲法および薬事法を根拠として，国民の生命健康を守るための安全性確保義務があるとの主張が薬害訴訟においてなされており，その義務違反の結果として，国民に健康被害が生じた場合には，国家賠償法に基づき損害賠償責任を負うことが認められる。
〈手嶋　豊〉

❸安全配慮義務
あんぜんはいりょぎむ

安全配慮義務とは，ある法律関係に基づいて特別な社会的接触の関係に入った当事者間で，その法律関係の付随義務として当事者の一方または双方が相手方に対して信義則上負う義務として一般的に認められる法的義務のことをいう。公務員の事故・通常の労働関係・学校事故などの事案で扱われてきた。安全配慮義務が問題にされる当事者は，私人間の契約関係だけでなく，一方当事者が国の場合でも，同様に考えられる。安全配慮義務は判例で認められ発展したが，その背景には，

不法行為に基づく損害賠償請求権が3年の消滅時効にかかること（民724条）による不都合を回避するために，債務不履行構成による必要性が存在していた。安全配慮義務について，いかなる義務違反が存在したのかの主張・立証責任は義務違反を主張する側が負担し，事故が起こったことを主張するだけでは足りないとされている。〈手嶋　豊〉

❹安楽死

安楽死とは，死期が目前に迫っている病者に，耐えがたい苦痛を除くことを目的として，その依頼に基づいて苦痛を緩和・除去することにより安らかな死に至らしめる行為のことをいう。その要件の違いにより一般に，純粋安楽死・間接的安楽死・消極的安楽死・積極的安楽死の4種類に分類される。積極的安楽死は苦痛緩和目的で直接的に生命の短縮を伴うものであり，間接的安楽死は苦痛緩和の結果として生命の短縮が起こりうること，消極的安楽死も延命治療を実施しないものであるため，作為・不作為の殺人等との区別が重要となる。積極的安楽死が許容される要件を提示した東海大学病院事件で，横浜地裁は，①耐え難い肉体的苦痛，②死期が不可避で切迫，③苦痛緩和の代替手段がない，④本人の明示の意思表示，を挙げたうえ，それらがすべて揃うことが必要であるが，当該事案はその要件を充たしていないとして医師を殺人罪で有罪とした。〈手嶋　豊〉

❺安楽死等審査法（オランダ）

安楽死等審査法とは，オランダにおける「要請に基づく生命終結および自殺幇助（審査手続）法」のことをいう。本法は，オランダ刑法293条1項が定める嘱託殺人規定の例外としての同条2項が定める，犯罪とならない事情の1つである，相当の注意（患者からの自発的要請，永続的な耐え難い苦痛，病状および予後についての情報提供，他の解決策の不存在，他医への相談，をすべて充たすこと）を遵守した医師による実施と検死医への申告の要件を列挙し，かつ，申告を審査する地域審査委員会に関する規定を中心に定めている。国として安楽死を肯定しているとされるオランダでの安楽死をめぐる論争は，それまでのオランダの判例法理を立法化した本法の制定（2001年）により一応の決着をみたとされている。〈手嶋　豊〉

❻医学及び歯学の教育のための献体に関する法律

医学及び歯学の教育のための献体に関する法律とは，医学または歯学（以下医学等という）の教育のために身体の正常な構造を明らかにするための解剖（正常解剖）を実施するための解剖体として，自己の身体を死後提供することを希望する場合（献体の意思）の手続等について，必要な事項を定めた法律のことをいう（献体1条）。その概

要は，献体希望の意思は書面で表示すること（献体4条），献体の意思は尊重されなければならず（献体3条），医学等の大学の長が死亡者の献体の意思を書面で表示している旨を遺族に告知し，遺族がその解剖を拒まない場合・死亡者に遺族がない場合，遺族の承諾を必要としないこと，正常解剖の解剖体として死体を受領したときは記録を作成・保存する義務があること，文部科学大臣は死体に関して必要な報告を求めることができること（献体6条），国は献体の意義につき国民の理解を深めるため必要な措置を講じる努力義務があること（献体8条），などである。　　　　　　　　　〈手嶋　豊〉

❼医学水準

医学水準とは，現代医学の最前線の知見のことをいう。医学水準は，学問としての医学水準と，実践としての医療水準に分けられ，前者は，研究水準・学界水準ともいういう，学界に提出された何らかの学術的問題が基礎医学的にまたは臨床医学的に，何十回かあるいは何年かの内外諸学者間の，もしくは学会間の研究，討議の繰返しを経て，問題の全容またはその核心の方向づけが学界レベルで一応認容されるに至ってはじめて形成されるものであり，将来において一般化すべき目標のもとに現に重ねつつある基本的研究水準のことをいう。これは，未熟児網膜症をめぐる下級審判決が多数現れ始めた時期に，責任の存否の判断に際して用いられている用語法に若干の混乱があったことから，松倉豊治博士によって提唱された分類である。このように医学水準とは，現代医学の最前線の知見のことであり，医療により生じた結果の法的責任の有無を決する基準とされる医療水準とは区別される。　〈手嶋　豊〉

❽医療水準

医療水準とは，医師の診療義務違反の存否，および，説明義務違反の有無について判断するに際して，医療関係者に注意義務違反が存したかどうかの基準とされる水準のことをいう。現になされている医療慣行とは異なる。未熟児網膜症の民事責任を通じて発展した判例の準則によれば，ある新規の治療法が，診療契約に基づいて医療機関に要求される医療水準かどうかを決するには，当該医療機関の性格，所在する地域の医療環境の特性等の諸般の事情を考慮するとされ，医療水準は全国で一律同一というわけではない。その治療法に関する知見が当該医療機関と類似の特性を備えた医療機関に相当程度普及し，当該医療機関において上記知見を有することを期待することが相当と認められる場合には，特段の事情がないかぎり，上記知見は当該医療機関にとっての医療水準である。新規の治療法が問題となっていない事案では，医学的知見という表現を用いることもある。　　　　　　　　　〈手嶋　豊〉

❾医学的適応性

医学的適応性とは，医療行為が

適法とされるための要件の1つで，問題の疾患・症状等が医学的な処置を必要とすることをいう．通常，医学的適応性は患者の客観的状態だけでその存否を決せられる．医学的適応性がない医療行為は，医療行為の外観を備えていても，傷害として処罰される可能性がある．美容整形は健康の維持という観点からは処置の必要のない身体に侵襲を加える点，生体からの臓器提供は提供者自身の健康維持・改善という見地からは無意味で健康を害する危険があり，医学的適応性の有無について議論の余地がある．しかし，前者は患者の希望が存し広い意味での福利向上に利益があると考えられること，後者は生体からの臓器提供の多くが血縁者間で行われ提供者の真摯かつ自由な承諾があり代替方法がただちにはないことを理由として認められる．性転換手術は，性同一性障害への対処として実施される場合には，医学的適応性が否定されない． 〈手嶋 豊〉

❿医業（いぎょう） 医業とは，医行為を業として行うことをいう．医師法は，医師でなければ医業をしてはならない旨を規定し（医師17条：医師の業務独占），その違反は処罰の対象となる（医師31条：3年以下の懲役もしくは100万円以下の罰金）．医行為が何であるかについては争いがあったものの，医師の専門的な知見と能力により実施されるのでなければ，それを受ける人体に対して危険・危害を及ぼす，あるいは及ぼすおそれのある行為をさす，というのが今日の通説・判例である．そのような医行為を業として行うことが禁じられているが，業として行うとは，反復継続の意思をもってそれを行うことを意味するとされている．当該行為を結果的には1回しか行わなかったり特定の人に対してのみ実施した場合であったとしても，また，その行為に対して報酬や対価が支払われなかったとしても，反復継続の意思があれば業として行ったと解される．

〈手嶋 豊〉

⓫医業停止処分（いぎょうていししょぶん） 医業停止処分とは，医師が医師法4条の規定のいずれかの事由に該当し，または医師としての品位を損するような行為のあったとき，厚生労働大臣が医道審議会の意見を聴いて行う処分のことをいう（医師7条2項2号）．停止の上限は3年である．厚生労働大臣は，次の各号のいずれかに該当する者には，免許を与えないことがある（医師4条）．①心身の障害により医師の業務を適正に行うことができない者として厚生労働省令で定めるもの，②麻薬，大麻またはあへんの中毒者，③罰金以上の刑に処せられた者，④前号に該当する者を除くほか，医事に関し犯罪または不正の行為のあった者．なお，厚生労働大臣は，医師法7条2項の規定による医業の停止の命令をしようとするときは，都道府県知事に対し，当該処分に係る者に対する弁明の聴取

を行うことを求め，当該弁明の聴取をもって，厚生労働大臣による弁明の機会の付与に代えることができる（医師7条11項）。　　　　　　〈甲斐克則〉

⓬医行為（いこうい）　医行為とは，医師が行うのでなければ保健衛生上危害を生ずるおそれのある行為のことをいう。したがって，医師でなければ医業をなしてはならないこと（業務独占）が医師法で規定されており，その違反は処罰される（医師17条・31条1項1号）。その根拠は，無資格者が医業等一定の知識・技能を要する業務を行うことによる人体への危害を防止することにある。しかし，医師にすべての医行為を実施させるには，人数的にも技術的にも困難を伴う場合があり，その限界は揺れ動いている。たとえば，看護師による静脈注射については，2002年（平成14年）10月以降，医師の包括的な指示のもとで看護師も実施可能となった（厚生労働省医政局長通知：平成14年9月30日付）。また，気管挿管についても，2004年（平成16年）7月から，一定の研修を受けた救急救命士にかぎり，医師の指示がなくても実施可能となった。しかし，コンタクトレンズ処方のための検眼とレンズ着脱については，医師以外に認められていない。　　　　　　〈甲斐克則〉

⓭医師法（いしほう）　医師法とは，医師が医療および保健指導に携わることによって公衆衛生の向上・増進に貢献し，国民の健康な生活を確保するという任務（1条）の遂行を保障するための法律のことをいう（昭和23年（1948年）法律第201号：最終改正平成19年（2007年）法律第96号）。この法律により，医師免許（2-8条），医師国家試験（9-16条），臨床研修（16の2-16の6条），医師の業務（17-24条の2），医師試験委員（27-30条の2），雑則（30条の3），罰則（31-33条の2）が規定されている。医師法施行規則がその詳細を補足している。医師法は，実質的には，いわば医師という職業身分を保障すると同時に，医師以外の者が医行為ないし医業を行うこと，および類似の名称使用を禁止すること（17条・18条）により，国民に安全な医療を提供することを保障することを目的としているといえる。しかし，やや時代にそぐわない内容もあり，改正が望まれる部分もある。　〈甲斐克則〉

⓮医事法（学）（いじほうがく）　医事法（学）とは，国民の生命・健康を保障するための法の分析・検討を行い，かつ一定の立法ないし政策の提言を行う科目・学問のことをいう。「医事法」というまとまった法典があるわけではない。実際上は，実定法として，憲法，刑法および民法といった基本的な法律を中心に，医療法，医師法，歯科医師法，保健師助産師看護師法等の医療関係法規，ないし薬事法，薬剤師法等の薬事関係法規，精神保健福祉法等が関係してくる。とりわけ日本国憲法13条が保障する国民の生命・自由・幸福追

求権は，その根底に置かれるべきものである。そして，それらの周辺に生命倫理ないし医療倫理がある。日本の医事法学は，誕生から40年ほどであり，なお未成熟な部分もあるが，近年の深化・普及は著しく，現在では，法学部の一部や法科大学院の半数以上で，また中には医療系の大学で医事法関連の講義が開講されている。医事法関連の判例の集積も進んでいる。今後は，医事法学の体系化ないし統合も望まれる。
〈甲斐克則〉

⑮医師免許（いしめんきょ）　医師免許とは，医師国家試験に合格した者に対して厚生労働大臣から付与される免許のことをいう（医師2条）。未成年者，成年被後見人または被保佐人には，免許を与えることができない（医師3条：免許の絶対的欠格事由）。一度免許を得た後でも，この事由に該当すれば，免許取消しの対象となる（医師7条1項）。また，①心身の障害により医師の業務を適正に行うことができない者として厚生労働省令で定めるもの，②麻薬，大麻またはあへんの中毒者，③罰金以上の刑に処せられた者，④前号に該当する者を除くほか，医事に関し犯罪または不正の行為のあった者についても，免許を与えないことがある（医師4条：免許の相対的欠格事由）。さらに，医師が一度免許を得た後でも，これらの事由に該当すれば，免許取消しの対象となるほか，医師としての品位を損するような行為のあったときも，免許取消しの対象になりうる（医師7条2項2号）。
〈甲斐克則〉

⑯慰謝料（いしゃりょう）　慰謝料とは，故意または過失により，他人の権利または法律上保護される利益を侵害すること（不法行為）から生じた損害に関し，その被害者に与えた精神的な意味での苦痛に対する賠償として支払われる金銭のことをいう。これは，不法行為が認められた場合に，「財産以外の損害」に対しても，その賠償をしなければならない旨が規定されていること（民710条）を根拠としている。医療事故訴訟においても，そこにおいて不法行為が認定されれば，慰謝料を含めた損害賠償額の算定を行うのが通常である。しかし，とくに，医療技術上の過誤がなかったとしても，不十分なインフォームド・コンセントが行われたというような説明義務違反のみが問題となる医療事故訴訟の場合，そこで認められる損害を，慰謝料のみとすべきか，それとも，その後の治療のすべてを違法とすることで，全損害を認めるべきかは，判例・学説において意見が分かれている。
〈神馬幸一〉

⑰医術的正当性（いじゅつてきせいとうせい）　医術的正当性とは，治療行為は，医学上一般に承認された医学準則（「レーゲ・アルティス」と表現することもある）に従うべきとする要件のことをいう。これは，一般的に身体への侵襲を伴う治療行為を適法化するための一要件とされる（そのほかの適法化

要件としては、「医学的適応性」と「インフォームド・コンセント」が必要とされる）。患者は、何よりも治療行為の安全性を信頼して医療機関に訪れ、信頼できる治療の提供を求めることから、この手続を法的に保障する必要性において、「医術的正当性」を治療行為の適法化要件として設定する意味がある。したがって、確立していない新規療法を医学的根拠と適正な手続なしに実施することは、適法と評価されない。仮に、医学的根拠を有するうえで、適正な手続を経て、確立していない新規療法が実施された場合には、「人体実験」または「臨床試験」に関する問題の範疇で扱われることになる。
〈神馬幸一〉

⓲異状死（体）（いじょうしたい）

異状死（体）とは、法令上、医師法21条における「異状」な死（体）の状態のことをいう。一般的に、医師の診断を経た病気による死（内因死）であると明確に判断されることのない死に方は、異状死とされる（しかし、この実質的な定義には、関連学会において、争いがある）。したがって、病死であっても、医師の診断を経ていない突然死や急性発症後24時間以内の不測死も、異状死に分類する見解もある。ほかにも、事故による外因死、病死か外因死か判断が下せない原因不詳の死も、異状死に該当する。医師法21条において、「医師は、死体又は妊娠4カ月以上の死産児を検案して異状があると認めたときは、24時間以内に所轄警察署に届け出なければならない」とされており、そのことから、医師が、異状死を認めた場合には、警察への届出義務を負うことになる。それに違反した場合の刑事罰も規定されている（医師33条の2）。
〈神馬幸一〉

⓳「異状死」ガイドライン（いじょうし）

「異状死」ガイドラインとは、日本法医学会が、1994年5月に公表した異状死に関するガイドラインのことをいう。これは、日本の社会状況において、死因が曖昧な場合であっても、適切な警察の検視や行政解剖の対象とされることなく、最終的に、病死として処理されている現状への憂慮を受け、策定されたものである。このガイドラインに関する2002年9月時点での日本法医学会の説明によれば、「異状死体」とは、「確実に診断された内因性疾患で死亡したことが明らかである死体以外の全ての死体」と定義されている。このような広い定義によれば、とくに、いわゆる合併症等による診療行為中の予期しない患者の死までも、医師法21条による届出義務の対象である「異状死」に含まれることになり、医療現場における萎縮を招くおそれ、医師と患者の信頼関係を損なわれる懸念があるとして、妥当でないとする日本外科学会等からの批判がある。
〈神馬幸一〉

⓴移植医療（いしょくいりょう）

移植医療とは、ドナー（提供者）から採取し

た臓器をレシピエント（受容者）に植え込み，レシピエントにおける臓器の機能不全等を改善する一連の医療のことをいう。移植医療には，死体から臓器の提供を受けて実施される「死体移植」と生きている人から臓器の提供を受けて実施される「生体移植」がある。日本で実施される移植医療においては，「死体移植」よりも「生体移植」の方が一般化している実態がある。「死体移植」に関しては，1997年に「臓器移植法」が制定され，移植医療の停滞，さらに，海外への移植ツーリズムといったことが問題視されていたことを受けて，2009年に，脳死判定・臓器摘出の際に必要なドナー側の同意要件を大幅に緩和する改正がなされた（施行は，2010年）。「生体移植」の要件に関しては，「臓器移植法」に規定がなく，日本移植学会により，「生体移植に関する倫理指針」が定められている。

〈神馬幸一〉

㉑遺族の承諾（いぞくのしょうだく）

遺族の承諾とは，死亡した者の近親者（遺族）による承諾ないしは同意であり，法令に従った手続を進めていくうえでの要件として規定されているものをいう。とくに，医療関係法令においては，「臓器移植法」，「医学及び歯学の教育のための献体に関する法律」，「検疫法」，「死体解剖保存法」といった法令等において，この法的要件を見いだすことができる。遺族の範囲に関して，条文上，明確に定められていない場合には，各種法令の立法趣旨に合わせて，解釈を施す必要がある。たとえば，「臓器移植法」においては，臓器摘出の承諾に関して，条文上，想定される遺族の範囲は，必ずしも明らかではない。厚生労働省が制定した「臓器の移植に関する法律の運用に関する指針（ガイドライン）」においても，その範囲を，一般的・類型的に定めることなく，死亡した者の近親者のなかから，個々の事案に即して，慣習や家族構成等に応じて判断すべきものとされている。

〈神馬幸一〉

㉒遺伝医療（いでんいりょう）

遺伝医療とは，遺伝病に罹患している患者，または，将来において罹患するリスクのある者に対して，遺伝生化学・分子生物学・遺伝子工学といった科学的知見を当てはめ，その疾患における患者の状況を考慮しながら，患者個々に応じた治療法を設定する医療の総称のことをいう。オーダーメイド医療・テーラーメイド医療の一種の例とされる。一般的に，「遺伝子検査」により得られたデータの意味づけを行い，その結果を，「遺伝子診断」というかたちで，遺伝病の判断に考慮したうえで実施される診療行為，および，その「遺伝子検査」の前後に実施されるカウンセリングを含めた一連の医療行為全体のことをいう。したがって，その内容は，感染症の検査などカウンセリングを必要としない簡易なものから，遺伝病の発症診断のように検査を受けるかどう

かに関して，慎重なカウンセリングや検査後の結果の告知と長期にわたる医療的支援を必要とするものまで，様々な形態が含まれることになる。

〈神馬幸一〉

㉓遺伝子検査

遺伝子検査とは，遺伝子の組成内容に関する科学的検査そのものをいう。通常の用法として，遺伝子に由来する病気の診断や治療は，その定義の内容に含まれないことに注意を要する（これに対し，「遺伝子診断」という用語は，病気の種類の確定，および，病気の治療をも含む広義の意味合いを有している）。遺伝子検査には，主に，(1)自己に由来しない外来遺伝子を同定する場合（存在診断），(2)遺伝子の構造異常を解析する場合（これには，身体の一部の細胞に生じた遺伝子変異である「体細胞変異」を解析するものと，個体を構成するすべての細胞に存在する遺伝子変異である「生殖細胞系列変異」を解析するものがある），(3)遺伝子多型（ヒトのDNA上における個々人により異なった塩基配列を有する部位）を用いて解析する場合（たとえば，犯罪捜査や親子鑑定で用いられるDNA鑑定）がある。 〈神馬幸一〉

㉔遺伝子工学

遺伝子工学とは，遺伝子を含むDNA断片を取り出して，それに改変・操作を加える人工的な技術の総称のことをいう。遺伝子の改変・操作が実用化の水準に達するためには，目的とする遺伝子が含まれているDNA断片を切り出し，それを増殖する技術が確立される必要がある。この技術の基本的な方法としては，(1)DNAにおける特定の遺伝子を認識して，その標的部位だけを切り出すために，特別な酵素を用いてDNAを切断し，(2)この切り出されたDNA断片を，ベクター（媒介者という意味）と呼ばれる生体内物質に結合させて，(3)それを細菌内に導入し，増殖するといった手順が，一般的に知られている。とくに，このような方法も含めて，遺伝子の複製を得ることは，「遺伝子クローニング」とも呼ばれている。このクローニングされた遺伝子は，その機能の解析や構造が調べられることにより，更なる遺伝子関連技術・医療に応用されることになる。

〈神馬幸一〉

㉕遺伝子診断

遺伝子診断とは，「遺伝子検査」により得られた情報を解析して，それを遺伝病の診断に利用する手法一般のことをいう。個々人が有している遺伝情報，すなわち，個々人の遺伝子における個体差や特定の遺伝子の特徴を調べて，当該個人に適合する治療を発見するための判断を下すオーダーメイド医療・テーラーメイド医療のための準備的作業の一種である。この遺伝子診断には，その目的や手法に応じて，様々な種類のものがある。(1)すでに遺伝病を発症した患者に対して，その病気の原因を確定するために実施する「確定診断」，

(2)将来の発症の可能性を検査する「発症前診断」，(3)遺伝病の保因者であるかを調べる「保因者診断（キャリアー診断）」，(4)胎児の段階で，将来における遺伝病の発症リスクを調べる目的の「出生前診断」，(5)着床前の受精卵の段階で，将来における遺伝病の発症リスクを調べる目的の「着床前診断」等が知られている。〈神馬幸一〉

㉖遺伝子治療

遺伝子治療とは，正常な遺伝子を補うことや，遺伝子の欠陥を修復・修正することにより病気を治療する方法のことをいう。単一因子遺伝病，癌，エイズ，難病などに効果が期待される。1990年アメリカにおいて，世界初のアデノシンデアミナーゼ（ADA）欠損症患者に対する遺伝子治療が行われた。代表的方法としては，治療用の遺伝情報を組み込んだウィルスをベクターとしてリンパ球などの細胞内に遺伝子を導入し，体内に戻す方法などがある。しかし，ウィルスベクターは，染色体上にランダムに挿入され，その影響について予測が困難であり，また，癌化可能性などの副作用もあるため試行段階にとどまる。遺伝子治療は，生物を構成するうえで重要な遺伝子に手を加えることから，生命のあり方さえ変えてしまう危険性があるため，技術の適用については，慎重な科学的・倫理的検討が必要である。わが国では，「遺伝子治療臨床研究に関する指針」（2004年，厚生労働省）に基づいて運用されている。〈伊佐智子〉

㉗遺伝子操作

遺伝子操作とは，DNAを分離させたり，DNAを細胞に導入・増殖させることにより，生物に新たな形質を導入したり，有用なタンパク質を発現させるよう遺伝子を操作する技術のことをいう。組換えDNA技術，遺伝子組換えなどもほぼ同じ意味で用いられる。この技術によって，害虫抵抗性，除草剤耐性などの性質を持つ遺伝子組換え作物，ヒトインスリンなどを生産するDNA組換え大腸菌などがつくられている。技術の多様な可能性への期待がなされる反面，遺伝子組換え技術による生物多様性に対するバイオハザードの現実的危険や倫理的問題も指摘され，1975年「アシロマ会議」において，遺伝子組換え実験への規制の必要性が唱えられた。自主的規制の基礎的枠組みとして，わが国でも，「組換えDNA実験指針」（2002年，文部科学省）が策定された。さらに，国連において生物多様性条約に基づくカルタヘナ議定書（2000年）を採択後，カルタヘナ法（2004年）がつくられ，従来の指針に代わる規準となっている。〈伊佐智子〉

㉘遺伝子多型

遺伝子多型とは，ある同一の生物種において，長期間にわたって，2つ以上の遺伝子型が1％以上の頻度で存在する遺伝子変異であり，生物の多様なゲノム塩基配列の変化のうち，表現型に病的影響を与えないものをいう。1％以

下の場合は，変異と呼ばれる。遺伝子多型は，ゲノム解析の進歩に伴い注目されはじめた。遺伝子多型には，表現型多型と，DNA（遺伝子型）多型とがあり，前者の代表的な例としては，ABO血液型，耳垢型（乾燥型・湿潤型），血球型，血清型などがある。後者のDNA多型は，DNAの塩基配列における変異であり，多様な種類がある。このような多型は，DNAの突然変異のほか，DNAの欠失，挿入，置換などによって生じると考えられている。DNA多型は，DNA解析を行うことによって個人識別や血縁鑑定が可能となり，犯罪捜査・身元確認における個人識別や，親子鑑定などに利用されている。また，臓器適合性を調べる際にもDNA多型が応用されている。

〈伊佐智子〉

㉙遺伝情報

遺伝情報とは，生物が，親から子へ，あるいは各細胞分裂のたびに細胞から細胞へと伝える情報であり，とりわけ人間においては，個人の遺伝的特徴および体質を示すものをいう。この遺伝情報を複製し子孫に伝えることによって，自己と同一構造の遺伝子をつくることができる。遺伝情報は，DNA分子に保持されており，DNAは，アデニン（A），グアニン（G），シトシン（C），チミン（T）という4種類の塩基がひも状に配列され鎖状に結合して構成されている。遺伝情報が伝達される機序は，まず，DNAの遺伝情報が，メッセンジャーRNA（mRNA）に転写され，次に，リボゾームに移行して翻訳された結果，この情報にしたがってタンパク質が合成されると，元の遺伝情報の形質が発現するという仕組みである。遺伝情報という用語そのものは厳密には特定しにくい。この用語に対して，ゲノム・DNA解析によって得られた情報を遺伝子情報と表現する場合がある。

〈伊佐智子〉

㉚遺伝性疾患

遺伝性疾患とは，疾患の発症に遺伝子が関わっているものの総称のことをいう。多くは，先天性代謝異常症である。遺伝性疾患は，(1)単一因子型遺伝子病（メンデル遺伝病），(2)ミトコンドリア遺伝病，(3)多因子型遺伝病などに大別される。(1)は，1つの遺伝子の異常により生じるもので，常染色体優性遺伝病（ハンチントン病など），常染色体劣性遺伝病（フェニールケトン尿症など），伴性（X染色体連鎖性）遺伝病（デュシェンヌ型筋ジストロフィー症，血友病など。男性の発病が多い）がある。(2)は，ミトコンドリアの変異による疾患であり，母親のみを経由して伝達（母系遺伝）される（ミトコンドリア脳筋症など）。(3)は，多数の遺伝子および環境など複数の因子によって発生する遺伝病である。口唇裂・口蓋裂，先天性心疾患のほか，虚血性心疾患，糖尿病，癌などの生活習慣病もこの種類に入ると考えられている。

〈伊佐智子〉

㉛遺伝相談

遺伝相談とは，遺伝カウンセリングともいわれ，遺伝性疾患，染色体異常症，成人病，種々の先天異常，知的障害などの診断・治療・発症予防・予後判定や，子どもへの遺伝可能性など，相談者のニーズに対応するすべての遺伝学的事柄について関連情報を提供したりすることをいう。相談には，医師，看護師，保健師などがあたることが多く，相談にあたっては，まず依頼者の詳細な家系図を作成することが重要だとされる。かつて，旧優生保護法の時代は「優生相談」と称され，優生思想に基づいて，遺伝的問題を抱える子どもは産むべきではないという考え方から，指示的な対応がなされる傾向が強かった。しかし，現代では，依頼者の問題を傾聴すること，共感的理解や受容的態度，非指示的な対応をすることを通じて，当事者が最終的に判断をするよう寄り添う態度が求められている。妊娠中に胎児の状態を調べる「出生前診断」についても遺伝相談が関わってくる場合がある。　　　　　　　　〈伊佐智子〉

㉜遺伝的差別

遺伝的差別とは，遺伝的特徴に基づいて，人権，基本的自由，および人間の尊厳が侵害されるような意図または効果をもつ差別のことをいう。とりわけ，雇用，保険加入，婚姻，教育において，遺伝的差別が生じる可能性がある。歴史的にわが国では，色覚異常者に対する遺伝的差別の問題があり，入学，就職，国家試験などで制限を受けるなどの取扱いがなされた。アメリカでは鎌状赤血球貧血症の遺伝子をもつアフリカ系アメリカ人への遺伝的差別が有名である。ユネスコは，1997年「ヒトゲノムと人権に関する世界宣言」6条において，何人も遺伝的特徴に基づいて差別されてはならないことを唱え，2003年「ヒト遺伝情報に関する国際宣言」14条bにおいて，遺伝情報は重要な公共の利益のためなど特定の目的に基づいて，厳重な管理のもと，あるいは自発的に開示される場合以外，安易に開示されるべきではないとする。2008年，アメリカでは「遺伝子差別禁止法」が成立し，保険会社および雇用者に対して遺伝的差別を禁止している。
〈伊佐智子〉

㉝遺伝子例外主義

遺伝子例外主義とは，遺伝情報が通常の医療情報とは異なり，差別や人権侵害などを生じる，究極のプライバシーであるとして，その取扱いには例外的な保護・規制が必要だとするアメリカの生命倫理学者アナスらの主張のことをいう。この概念自体は，アナスらに反論するマレーらが用いた。遺伝子例外主義の主張根拠としては，遺伝情報は(1)未来の健康を予想することができ（予示性），(2)家族の医療情報を含み（共有性），(3)優生学や遺伝的差別など，遺伝情報が悪用されたり，社会心理的な危害をもたらす可能性があること（有害性）などがあげられる。

これに対し，遺伝情報は，確かに，様々な影響を及ぼしうる情報ではあるが，それは，エイズ患者の場合などと同様であり，道徳的に見てその他の医療情報との間にとくに重大な差異があるとはいえず，これらを実質的に区別することは困難だとする批判があがった。　　　　　　　　　　〈伊佐智子〉

❸❹医道審議会

医道審議会とは，厚生労働省設置法に基づいて設置されている，厚生労働省の審議会の1つのことをいう。その細目は同法10条および医道審議会令において定められ，医道分科会を含め，8つの分科会が設置されている（2010年現在）。ここでは，不正・刑事事件，医療過誤などを起こした医師，歯科医師，看護師，理学療法士など，特定の医療専門職について免許取消・業務停止などの行政処分を審議するほか，看護師等の人材確保に関する指針作成，各種国家試験の内容・合格基準作成等に関する諮問への答申など，医療の安全と質の向上を実現するうえで重要な役割を担う。医療過誤や不正を繰り返す医療専門職が近年増加傾向にあるため，行政処分を受けた者の実名などの公表，業務停止の行政処分を受けた者への再教育の義務化，刑事的起訴がなされない医療過誤についても，明白な注意義務違反が認められる場合には行政処分の対象とするなど，行政処分が強化される傾向にある。　　〈伊佐智子〉

❸❺医の倫理

医の倫理とは，医学・医業専門家集団の一員としての使命および義務，ならびにその社会的・倫理的責任のことをいう。古代ギリシャのヒポクラテスの誓いが最も古いものと考えられるが，これは，医業集団を規準とした職業倫理であった。第二次世界大戦後は，医学研究および医学実験の横暴への反省から，「ニュルンベルク綱領」（1947年）が採択され，世界医師会では「ジュネーブ医の倫理宣言」（1948年），「ヘルシンキ宣言」（1964年）などを採択している。現代の医の倫理は，臨床医療倫理および医学研究倫理に大別され，重要な原則として，「仁恵」（beneficence），「無危害」（non maleficence），「自律」（autonomy），「正義」（justice）の4つがあげられることが多い。そこでは医療における患者の主体性を重視し，患者の選択権や自己決定権の尊重，十分な説明を受けた後の患者の同意（インフォームド・コンセント），個人情報保護など，患者の人権擁護に主軸を置く内容となっている。

〈伊佐智子〉

❸❻医薬品の臨床試験

医薬品の臨床試験とは，臨床研究に含まれ，医薬品の治療効果や安全性を科学的に確認するために被験者（健常人または患者）を対象にあらかじめ定められた実施計画に基づき実施されるものをいう。医薬品とは，①日本薬局方に収められている物，②

人または動物の疾病の診断，治療または予防に使用されることが目的とされている物であって，機械器具等でないもの，③人または動物の身体の構造または機能に影響を及ぼすことが目的とされている物であって，機械器具等でないもの，のいずれかに該当する物をいう（薬2条1項）。臨床試験のうち，厚生労働省から医薬品等の承認を得るための成績を集めるものを「治験」と呼ぶ。また，承認後に行われる「製造販売後臨床試験」や，よりよい診断・予防・治療・ケアの方法などについて医学的なデータを得るための「自主臨床試験」もある。医薬品の臨床試験は，通常，第Ⅰ相試験（少数の健常人を対象），第Ⅱ相試験（少数の患者を対象），第Ⅲ相試験（多くの患者を対象）と段階的に実施される。　〈日山恵美〉

㊲医療・介護関係事業者における個人情報の適切な取扱いのためのガイドライン

医療・介護関係事業者における個人情報の適切な取扱いのためのガイドラインとは，個人情報の保護に関する法律（個人情報保護法）の対象となる病院，診療所，薬局等の事業者等が行う個人情報の適正な取扱いの確保に関する活動を支援するために，2004年に厚生労働省が通知したガイドラインのことをいう。医療・介護分野は，個人情報の性質や利用方法等から，とくに適正な取扱いの厳格な実施の確保の必要があるため，個人情報の保護に関する法律の実施に伴い，医療・介護関係事業者が遵守すべき事項および遵守することが望ましい事項を具体的に示している。ガイドラインの対象は，一定規模以上の事業者であるが，個人情報保護法上，個人情報取扱事業者としての義務を負わない小規模事業者にもガイドラインを遵守する努力を求めている。ガイドラインの対象となる個人情報には，診療録等の形態に整理されていないものも含まれる。また，死者の情報についても，安全管理措置や，遺族への診療情報の提供の取扱いについて言及している。　〈日山恵美〉

㊳医療過誤・医療事故

医療事故とは，医療行為から有害な結果が生じるすべての場合のことをいう。医療過誤とは，この医療事故のうち，有害な結果の発生が医療関係者の過失によるものをいう。医療過誤における法的責任は，3つの責任に分けられる。まず，民事上の責任は，過失により，患者に対して与えた損害（財産的損害のみならず精神的損害（慰謝料）を含む）を金銭で患者側に賠償すべき責任である（民415条・709条）。民事責任は，過失によって患者に被害を与えた医師や看護師などの個人のほか，使用者責任（民715条）に基づいて医師や看護師を使用する病院開設者や診療所開設者も負う。次に，刑事上の責任は，刑法211条1項の業務上過失致死傷罪により，

患者に被害を与えた医師や看護師などの個人が負う。法定刑は，5年以下の懲役・禁錮または100万円以下の罰金である。第3に，行政上の責任（行政処分）には，医師法などの医療関係者各法による戒告，免許取消しや業務停止（医師7条等）がある。また，医師法などでは再教育研修の制度（医師7条の2等）も設けられている。

〈日山恵美〉

㊴医療事故の届出（いりょうじこ とどけで）

医療事故の届出とは，医療事故を届け出ることをいう。届出の義務づけや届出の主体，届出先をめぐって議論がある。医療過誤によって患者を死亡させ刑事責任追及の可能性がある医師にも，「医師は，死体又は妊娠4月以上の死産児を検案して異状があると認めたときは，24時間以内に所轄警察署に届け出なければならない」と定める医師法21条の届出義務があるとすることは，憲法38条1項「何人も，自己に不利益な供述を強要されない」ことを保障されていること（自己負罪拒否特権）との関係が問題となる。この問題について最高裁は，医師が届出義務の履行により負う不利益は医師免許に付随する合理的根拠のある負担として許容されるべきであると判断している。現在，国立高度専門医療センター，国立病院機構の開設病院，大学附属病院，特定機能病院の管理者は，とくに重大な医療事故等事案の登録分析機関への2週間以内の報告書提出が義務づけられている（医療法施行規則12条）。

〈日山恵美〉

㊵医療情報・診療情報（いりょうじょうほう・しんりょうじょうほう）

医療情報とは，医療に関する情報全般のことをいう。これは，患者の基本情報，医学知識，薬剤情報等多岐にわたる。診療情報とは，医療情報より狭く，診療の過程で，患者の身体状況，病状，治療等について，医療従事者が知り得た情報のことをいう（「診療情報の提供等に関する指針」）。医療情報・診療情報には，センシティヴ情報と呼ばれる，とくに慎重な取扱いを要する個人情報が含まれている。医療従事者は，刑法や各資格法等により罰則付きで守秘義務を課せられているが，その範囲は限られている。今日，医療情報・診療情報には様々な職種の人々が関わること，IT化に伴う流出や不正利用の危険が高まっていることから，個人情報保護制度の整備を通じて，これまでよりもいっそうの保護が要請されている。その一方，医療情報・診療情報は，医療安全の確保，医療従事者の教育・研修，医学研究，保健・衛生等，社会にとって有益であることから，その有効利用が望まれている。

〈日山恵美〉

㊶医療ネグレクト（いりょう）

医療ネグレクトとは，親権者が正当な理由なく子どもへの医療の同意を拒否するなどして，子どもに必要な医療行為を受けさせないことをいう。これは，児童虐待のネグレクト

（児童虐待2条3号）の一態様と解されている。医療ネグレクトへの対応として，わが国の現行法では，児童相談所長による親権喪失宣告の申立て（児福33条の7，民834条），一時保護制度（児福33条1項），措置承認制度（児福28条）が利用可能な法的手続と考えられている。親権喪失宣告の申立てにおいては，付随的に親権者の職務停止と職務代行者選任の保全処分を申し立てることができる（家審規74条1項）。親権喪失制度には，その効果が重大すぎることや，親権者が争う場合には緊急な対応ができないことなどの問題点があり，法務省は，親権の一時・一部制限制度の法制化について検討している。また，医師は，親権者の正当な理由のない同意拒否を児童相談所等に通告する義務がある（児童虐待6条1項）。　　　　　　　　〈日山恵美〉

❷医療法（いりょうほう）　医療法とは，医療提供の場である病院・診療所および助産所といった医療施設に関する法律のことをいう（1948年7月30日公布，同年10月27日施行）。今日まで5回にわたり改正され，2006年の第5次改正では，これまで施設規制法の性格が強かったところを，患者の視点に立ったものとなるよう，目的規定・理念規定および全体的な構造が見直された。現在の医療法の構造は，医療に関する情報提供の推進や医療安全の確保に関する規定が冒頭に置かれている。医療法は，医療を受ける者による医療に関する適切な選択を支援するために必要な事項，医療の安全を確保するために必要な事項，病院，診療所および助産所の開設および管理に関し必要な事項ならびにこれらの施設の整備ならびに医療提供施設相互間の機能の分担および業務の連携を推進するために必要な事項を定めること等により，医療を受ける者の利益の保護および良質かつ適切な医療を効率的に提供する体制の確保を図り，もって国民の健康の保持に寄与することを目的としている（医療1条）。　　　　　　　〈日山恵美〉

❸医療保護入院（いりょうほごにゅういん）　医療保護入院とは，精神医療において，精神保健指定医（精神18条）の診察の結果，患者が精神障害者であり，医療および保護のために入院の必要がある者であって，任意入院が行われる状態にないと判定されたものについて，精神科病院の管理者が保護者の同意を得て，本人の同意がなくとも入院させる制度のことをいう（精神33条）。精神科病院の管理者は，医療保護入院の措置をとったときは，10日以内に，その者の症状その他厚生労働省令で定める事項を当該入院について同意をした者の同意書を添え，最寄りの保健所長を経て都道府県知事に届け出なければならず（精神33条7項），退院させたときも10日以内にその旨および厚生労働省令で定める事項を最寄りの保健所長を経て都道府県知事に届け出なければならない（精神33条の2）。

医療保護入院は，いわゆる強制的な入院であり，パターナリズムにより根拠づけられている。このことから，医療保護入院の対象を判断能力を欠く者に限定すべきか否かについて学説上争いがある。　　　　　　　〈日山恵美〉

❹❹因果関係

因果関係とは，2つ以上の事実の間に原因と結果の関係があることをいう。因果関係は，民事責任や刑事責任の成立要件の1つである。民事責任では，過失行為と損害との因果関係（事実的因果関係）と，事実的因果関係に法的評価を加え，損害賠償の範囲を画する法的因果関係に分けて論じられる。事実的因果関係の立証は，一点の擬義も許されない自然科学的証明ではなく，通常人が疑いを差し挟まない程度で足りる。因果関係の立証責任は原告が負担するのが原則であるが，医療過誤の場合，原告である患者側には強力な証拠収集能力もなく，医学の専門的知識も十分でないので，立証の負担の軽減が図られている。刑事責任における因果関係は，まず条件関係（その行為がなければその結果は生じないという関係）がなければならないとされ，学説では，そのうえで結果発生の「相当性」を必要とする相当因果関係説が通説とされるが，判例は個別事案ごとに判断している。また，不作為の場合，作為義務を履行したならば結果防止が合理的な疑いを超える程度に確実であったことが必要とされる。　　〈日山恵美〉

❹❺インシデント・レポート

インシデント・レポートとは，医療現場で，誤った医療行為等が患者に行われそうになった，あるいは誤った医療行為等が患者に行われたものの結果として患者に傷害を及ぼすことはなかった，といった医療従事者の経験に関する報告書のことをいう。インシデント・レポートは医療事故の要因の把握に有益であることから，各医療機関において，医療安全への取組みとしてインシデント・レポートの収集・分析が行われている。また，個々の医療機関が収集・分析した情報や，当該情報を基に検討した対策などを収集・分析し，提供することにより，広く医療機関が医療安全対策に有用な情報を共有するとともに，国民に対して情報を提供することなどを通じて，医療安全対策のいっそうの推進を図ることを目的として，厚生労働省は，2001年からヒヤリ・ハット事例収集・分析事業を開始している。2004年からは，その対象を全医療機関に拡大し，事例の収集実施機関を医薬品副作用被害救済・研究振興調査機構から財団法人日本医療機能評価機構に変更して行っている。
　　　　　　　〈日山恵美〉

❹❻インフォームド・コンセント

インフォームド・コンセントとは，注射や手術などの医的侵襲に際して，説明を受けたうえで患者が同意をするこ

とをいう。身体への接触に同意（consent）が必要であることは英米法で古くから認められてきた。しかし，同意が有効であるためには，これから何がなされるかを患者が知らなければならない。1957年にカリフォルニア州の判決がはじめてインフォームド・コンセントという用語を使い，以降，必要な説明の程度が議論されている（合理的患者説，合理的医師説，具体的医師説，二重基準説）。わが国においても，患者の同意のない手術等が民事上違法であることは戦前から認められてきたが，説明義務が問題となるのは比較的最近のことである。初の最高裁判決は，手術の内容およびその危険性を説明すれば足りるとしたが，その後，裁判所は，説明義務の内容を拡充させてきている。また，医療法1条の4第2項においても，患者に対する説明義務および理解を得る努力義務が規定されている。

〈佐藤雄一郎〉

❹❼エイズ

エイズとは，後天性免疫不全症候群（Acquired Immune Deficiency Syndrome）のことをいう。当初は原因が分からなかったので症候群と呼ばれていたが，フランスのモンタニエとアメリカのギャロがそれぞれウィルスを単離し，ヒト免疫不全ウィルス（Human Immunodeficiency Virus）と名付けられた。HAART療法（Highly Active Anti-Retroviral Therapy）により治療成績はよくなってきている。ただし抗HIV薬は高価であるので，発展途上国においては薬へのアクセスが問題となる。わが国においてはいわゆる薬害エイズ事件が大問題となった。この事件では，厚生省の課長および製薬会社の社長などが業務上過失致死罪で有罪判決を受けた。一方で，血友病治療の第一人者であった医師については，地裁での無罪判決の後，被告人死亡により控訴棄却とされた。かつてはいわゆるエイズ特別法が存在したが，現在では，感染症法において5類感染症として扱われている。

〈佐藤雄一郎〉

❹❽疫学研究に関する倫理指針

疫学研究に関する倫理指針とは，2002年に文部科学省および厚生労働省の2省から出された指針のことをいう。この指針の対象となる疫学研究とは，「明確に特定された人間集団の中で出現する健康に関する様々な事象の頻度及び分布並びにそれらに影響を与える要因を明らかにする科学研究」と定義され，その最低限の要件として，知見の検証であって，対象者個人ではなく社会への貢献が主目的であるものとされている。疾病登録それ自体は指針の対象ではないが，その情報を用いた研究は指針の対象となる。インフォームド・コンセントおよび倫理審査委員会の審査が2大柱であるが，前者については，倫理審査委員会の判断によって同意手続の簡略化や免除が認められるとされるほか，研究を介入研究，観察

研究ごとに2段階に分け、同意の免除が認められる場合を規定していること、また、16歳以上の未成年者が単独で有効なインフォームド・コンセントを与えられることになっていることが特徴である。　　　　　　　〈佐藤雄一郎〉

❹⁹延命医療の差控え・中止

延命医療の差控え・中止とは、人工呼吸器などの生命を維持する医療を、最初からしないことおよび途中でやめることをいう。わが国においては、患者の意思によることは少なく、家族の要請で行われることが多い。患者が死ぬことを認識して行われ、実際に死をもたらすため、殺人罪が成立する可能性がある（川崎協同病院事件最高裁決定は、十分な余命の診断を行わず、それゆえ家族に適切な説明をしていなかったなどとして、抜管を違法とした）が、治療義務が尽きたことや患者の自己決定を理由として、法的に認められる場合があると考えられている（東海大学病院事件判決および川崎協同病院事件第1審判決）。延命医療を中止した事件が起訴されたり警察の捜査の対象となったりしたことから、医療現場において、いったん付けた人工呼吸器の取外しは許されないという認識が生まれたこともあり、厚生労働省、日本医師会、日本救急医学会などが終末期医療のガイドラインを出すに至っている。
〈佐藤雄一郎〉

❺⁰応急入院

応急入院とは、精神保健福祉法上の入院の一類型（精神33条の4）であり、急速を要し、保護者の同意を得ることができない（つまり医療保護入院ができない）場合に、医療および保護の依頼を受け、「精神障害者であり、かつ、直ちに入院させなければその者の医療及び保護を図る上で著しく支障がある者であつて当該精神障害のために」任意入院によれないと指定医が判断した場合、72時間を限度に、診療体制や病床の確保、3対1看護などの要件を満たしたとしてとくに都道府県知事の指定を受けた病院に入院させることをいう。また、指定医ではない特定医師（医籍登録後4年以上で精神科臨床経験2年以上）が同上の判断をした場合にも、12時間を限度に入院が認められる。病院の管理者は、ただちに、応急入院を取った理由のほか、入院年月日・時刻、病名、生活歴・現病歴、依頼をした者と患者との関係などを最寄りの保健所長を経て都道府県知事に届け出なければならない。〈佐藤雄一郎〉

❺¹カウンセリング

カウンセリングとは、広くは法律相談などの相談援助も含まれるが、一般的には、学校や職場などへの適応に困難を感じて援助を求めてきた人（クライアント）に専門家（カウンセラー）が心理的な援助を行う、心理カウンセリングのことをいう。法律上の位置づけははっきりしないところも

あるが，たとえば，学校におけるスクールカウンセラーや，病院などにおける心理カウンセリングは制度化されている。後者については，保険診療の診療報酬点数表上，心身医学療法，小児特定疾患カウンセリング料，がん患者カウンセリング料，および検査料の上乗せ基準である遺伝カウンセリング加算がある。ただし，実際にカウンセリングを行うであろう臨床心理士は国家資格ではないため，これらの基準のなかには臨床心理士は含まれておらず，主に医師が行うことになっている。また，ヒトゲノム・遺伝子解析研究指針や学会ガイドラインにおいて，遺伝カウンセリングの必要性がうたわれている。

〈佐藤雄一郎〉

❷角膜及び腎臓の移植に関する法律

角膜及び腎臓の移植に関する法律とは，1969年に，それまでの角膜移植に関する法律を廃止して制定された法律のことをいう。法律名のとおり，死体からの角膜と腎臓の摘出と移植について規定する。角膜移植法に倣って，遺族の書面による承諾により摘出を認めるが，生前の本人意思，とりわけ拒否が条文上考慮されていないことの是非が論じられていた。ただし，下級審判決ではあるが，移植のために必要なカテーテルの挿入は本人の承認が必要であるとしたものがある。1997年に臓器移植法の施行に伴って廃止されたが，臓器移植法の附則4条において，「当分の間」，角膜と腎臓については，本人の提供あるいは提供拒否の意思表示がない場合に限って遺族の書面による承諾で摘出できることが規定されていた。しかし，2009年の臓器移植法改正で削除された。また，本法の枠組みを維持する形で，角膜と腎臓については，臓器移植ネットワークではなく，各都道府県におかれるアイバンクおよび腎臓バンクが斡旋を行っている。

〈佐藤雄一郎〉

❸家族性腫瘍

家族性腫瘍とは，通常の悪性腫瘍（がん）が，後天的に，DNAの傷によって細胞ががん化することによって起こる（そのため，比較的年をとってから発症することが多い）のに対して，血縁者内で若年で頻発発症するがんのことをいう。この場合，多発や，両側にできることも多い。たとえば，BRCA1および2の変異による家族性乳がんや，がん抑制遺伝子であるAPC遺伝子の変異による家族性ポリポーシスなどがある。すでに発症した患者の主治医が，患者の家族に，遺伝のリスクについて告知する義務があるかが法的には問題となるが，アメリカ合衆国では，患者から家族に伝えてもらえば十分とする判決と，それでは足りず，医師が家族に直接伝える義務があるとした判決とがある。わが国においては，日本家族性腫瘍学会があり，2000年（この当時は，「家族性腫瘍研究会」）に，家

族性腫瘍の遺伝子診断についてガイドラインを出している。〈佐藤雄一郎〉

❺❹カルテの閲覧・開示

カルテの閲覧・開示とは、患者が、主として自分の診療録（その他の医療記録も含む）の閲覧や開示を求めることをいう。この肯否については、争いがあった。これを肯定する説は、顛末報告義務（民645条）などを理由とし、否定する説は、カルテが医師の備忘録だという理由や、無制限の閲覧・開示はかえって患者のためにならないという理由を挙げていた。しかし、閲覧・開示請求権の根拠が不明であったこともあって、医療過誤訴訟における証拠保全に依ることが多かった。1995年に厚生省「インフォームド・コンセントの在り方に関する検討会」報告書が、1999年に日本医師会「診療情報の提供に関する指針」（2002年に第2版）が出され、訴訟を前提としない閲覧や開示が徐々に認められてきているといってよいであろう。また、個人情報保護法およびこれを受けた「医療・介護関係事業者における個人情報の適切な取扱いのためのガイドライン」も、開示請求を認めている。

〈佐藤雄一郎〉

❺❺カレン・クインラン事件

カレン・クインラン事件とは、1975～6年に、遷延性植物状態であったカレン・クインランからの人工呼吸器の取外しが問題となったアメリカ・ニュージャージー州の事件のことをいう。カレンの父は、人工呼吸器はextraordinaryなものだとして医師に取外しを求めたが、拒否されたため、人工呼吸器の取外しの決定をすべく、自分をカレンの訴訟上の後見人とするよう訴えを提起した。第1審は、取外しの是非は医師が判断すべきことを主たる理由として、その他、自己決定権と最善の利益との関係などを論じたうえで、後見人就任を認めなかった。上訴を受けた州最高裁判所は、彼女が一次的に意識を回復すれば生命維持治療の中止を選択するだろうと述べ、このプライバシー権は後見人によって行使されうるとしてこれを認めた。さらに、この問題は、基本的には「患者－医師－家族関係」においてコントロールされるべきであり、「倫理委員会」の判断によって取外しが許されるとした。また、その判断が裁判所に持ち込まれることは適切ではないとも述べた。

〈佐藤雄一郎〉

❺❻川崎協同病院事件

川崎協同病院事件とは、1998年11月に同病院で医師が、患者の家族の要請に基づいて、こん睡状態にあった患者から気道確保のため挿入されていた気管内チューブを抜き、筋し緩剤を投与して死亡させたとして、殺人罪に問われた事件のことをいう。第1審と第2審とで論理が分かれたが、2009年12月7日、最高裁第3小法廷は、患者の家族からの抜管の要請は、患者

の病状についての適切な情報が伝えられたうえでなされたものではなく、抜管行為が被害者の推定的意思に基づくということもできないので、当該気管内チューブを抜管した医師の行為は法律上許容される治療中止には当たらないとして、被告の上告を棄却し、殺人罪の成立を認めた高裁判決（量刑は当時で最も軽い懲役1年6月、執行猶予3年）が確定した。本件は、延命治療の中止をめぐって医師が殺人罪に問われた事件で、はじめて最高裁が判断を示したものであるが、延命治療の中止が許容される要件については触れられていない。 〈新谷一朗〉

❺❼幹細胞研究

幹細胞研究とは、分裂増殖によって、別の機能をもつ細胞になることができるという特性を有する幹細胞に対する研究のことをいう。代表的なものとして、受精胚から取り出した胚性幹細胞（ES細胞）に対する研究と、成人の骨髄などから取り出した成体幹細胞に対する研究が挙げられる。胚性幹細胞研究には、胚性幹細胞を採取する際に分化した桑実期の胚から胚盤胞を取り出す必要があり、その際に人に生育する可能性をもつ胚を死滅させざるをえないという倫理的問題が伴う。他方で成体幹細胞研究は、生育可能性をもつ胚を滅失するという倫理的問題を伴わず、また患者自身の体細胞から増殖し、これを本人の体に移す自家移植であるから拒絶反応も生じないが、成体幹細胞は胚性幹細胞ほどの万能性をもたないとされている。また最近では、成人の細胞の遺伝子を組み替えた幹細胞である人工多能性幹細胞（iPS細胞）を用いた研究もなされている。いずれも臨床応用には、補償制度が必要である。

〈新谷一朗〉

❺❽患者の権利・人権

患者の権利・人権とは、医療の場において治療の対象とされる患者が主体として有する権利・人権のことをいう。1973年に、アメリカ病院協会が採択した患者の権利章典によって、インフォームド・コンセントに関する権利やプライバシーの権利などが患者の権利として明文化された。その後、1981年に採択され1995年に改定された患者の権利に関するリスボン宣言において、世界医師会は、選択の自由、自己決定権、情報に関する権利、秘密保持に関する権利、健康教育を受ける権利、尊厳性への権利、宗教的支援を受ける権利などを患者の権利として認めた。日本においては、1984年に弁護士等を中心とした患者の権利宣言全国起草委員会が、患者の権利宣言案をまとめ、1991年には「患者の権利法をつくる会」によって、医療機関を選択する権利やセカンド・オピニオンを得る権利など詳細な患者の権利を法で規定することを求める法律要綱案が起草された。現在も、議論が続いている。

〈新谷一朗〉

(59)感染症法（かんせんしょうほう） 感染症法とは，感染症の予防及び感染症の患者に対する医療に関する法律の略称のことをいう。1998年に従来の伝染病予防法，性病予防法および後天性免疫不全症候群の予防に関する法律を廃止・統合して制定された。2006年の改正により，結核予防法も感染症法に統合された。感染症の患者に対するいわれのない差別や偏見が存在したという事実をふまえて，感染症法は，感染症の患者に対する人権の尊重と，最小限度の措置の原則を明記しており，感染症の予防および感染症の患者に対する医療に関し必要な措置を定めることにより，感染症の発生を予防しまん延を防止することで，公衆衛生の向上および増進を図ることを目的としている。感染症法は，感染症をその重篤性，感染力等に応じて１類感染症から５類感染症に分類し，それぞれの措置を規定しているが，2008年の改正により，これに新たな感染症の類型である「新型インフルエンザ等感染症」が加わった。

〈新谷一朗〉

(60)管理・監督過失（かんり・かんとくかしつ） 監督過失とは，結果を直接惹起した行為者に対して監督的立場にある者の刑法上の過失責任のことをいう。過失の一形態である監督過失は，学説上，直接行為者に対する指導，訓練，監督等の不適切さが過失に結び付く狭義の監督過失と，一定の人的・物的組織に対する管理責任者が安全な体制を確立する義務に違反したことが過失に結び付く管理過失とに区別される。結果惹起との関係において，前者では間接的な責任が問題となるのに対して，後者では中間項を介さない直接的な責任が問題となる。被監督者の適切な行動を信頼した監督者に信頼の原則が適用されるか否かについて，判例はその適用の余地を認めている。医療現場における管理・監督過失が争われ，信頼の原則が認められた裁判例として，介助看護婦が電気メスのケーブルを交互に誤接続したことに気づかないまま，執刀医が電気メスを使用して患者に重度の熱傷を生じさせた北大電気メス事件が挙げられる。

〈新谷一朗〉

(61)がんの告知（こくち） がんの告知とは，患者ががんに罹患していることを，医師が患者自身あるいはその家族に伝えることをいう。従来わが国では，がんは不治の病であるとみなされてきたので，パターナリズムの観点からがんの告知はされるべきでないと考えられてきた。しかしながら，現在では，早期発見により治癒可能となるがんもあるほか，インフォームド・コンセントの考えによって，がんであるからといって病状に関する説明義務が存在しないのではなく，告知するか否かは医師の合理的な裁量の範囲内であるとされ，むしろ単にがんという病名を告知することの可否ではなく，いかに事実を伝えその後どのように患者に対応し援助していくか，という告

知の質が議論される段階に至っている。なお，判例によると，医師が本人に告知すべきではないと判断した場合には，医師は家族等に対して病名を告知することの適否を検討し，告知が適当であると判断したときには，その診断結果等を説明する義務を負う。〈新谷一朗〉

⓬救急救命士 (きゅうきゅうきゅうめいし)

救急救命士とは，厚生労働大臣の免許を受けて，医師の指示のもとに救急救命処置を行うことを業とする者のことをいう（救急救命士法2条）。救急救命処置とは，その症状が著しく悪化するおそれがあり，またはその生命が危険な状態にある傷病者が病院または診療所に搬送されるまでの間に，当該重度傷病者に対して行われる気道の確保，心拍の回復その他の処置であって，当該重度傷病者の症状の著しい悪化を防止し，またはその生命の危険を回避するために緊急に必要なものをいう。かつての救急医療においては，搬送途上の医療に医師等が関与することは少なく，救急隊員が実施する応急手当の範囲も限られていたので，搬送途上の医療の確保が不十分であったことから，1991年に救急救命士法が制定されて制度化された。さらに，認定を受けた救急救命士に限って，2004年から気管挿管が，2006年からは薬剤投与が行えるように救急救命処置の範囲が拡張された。〈新谷一朗〉

⓭行政処分・指導 (ぎょうせいしょぶん・しどう)

行政処分とは，実定法上の概念であり行政法学上の「行政行為」にほぼ対応するものをいう。処分の意義は，判例によると，「行政庁の法令に基づく行為のすべてを意味するものではなく，公権力の主体たる国または公共団体が行う行為のうち，その行為によって，直接国民の権利義務を形成しまたはその範囲を確定することが法律上認められているものをいう」とされている。行政指導とは，行政機関が一定の行政目的を実現するために，特定の者に一定の作為または不作為を求める指導，勧告，助言その他の行為であって処分に該当しないものをいう（行手2条6号）。医師に対する行政処分は医師免許を与えた厚生労働大臣が監督庁として行い，大臣は，医師として不適格な事由が生じたことを理由に免許取消しや医業停止命令等その効力を失わせる権限を有する（医師7条）。また，医療との関わりでは，たとえば，知事の命令による措置入院なども行政処分に含まれる。〈新谷一朗〉

⓮強制入院 (きょうせいにゅういん)

強制入院とは，患者本人の自発的意思によらない入院のことをいう。強制入院の種類として，感染症法19条と26条に規定されている特定の感染症（ペストや天然痘などの1類感染症，結核やジフテリアなどの2類感染症および新型インフルエンザ等感染症）のまん延を防止するための入院と，精神障害者の医療および保護のためになされる医療保護入院および応急入院，そして医療

保護のために入院させなければ，その精神病のために自傷他害のおそれがあると認められた者に対する措置入院および緊急措置入院が挙げられる（精神33条・33条の4・29条・29条の2）。また，2005年より施行された心神喪失者等医療観察法の規定により，心神喪失・耗弱で重大な他害行為を行った者が不起訴もしくは無罪となった場合などには，裁判官と精神保健審判員との合議体が精神鑑定を実施したうえで審判を開き，強制入院を含む処遇が決定される。　　　　　　　　　〈新谷一朗〉

㊺強制不妊手術（断種）

強制不妊手術（断種）とは，本人の同意なく，外科的手術によって生殖腺を除去することなく生殖を不可能にすることをいう。強制不妊手術（断種）は，優生思想に基づき，精神障害者，知的障害者および遺伝性疾患を有する者の出生を防止することなどを目的として，20世紀の前半にアメリカ，ドイツおよび北欧の国々をはじめ世界的に行われてきた。日本では，母体保護法の前身である優生保護法4条および12条において，本人の同意を必要としない強制的な不妊手術が規定されており，同法が施行されていた間に約16,500件実施された。また，施設に収容されていたハンセン病患者のように，手続上は当事者の同意に基づいていても，事実上の強制下で行われていた事例もある。現在，このような人権侵害である強制不妊手術（断種）は国際犯罪として，それが広範または組織的なものの一部として行われた場合には，国際刑事裁判所ローマ規程により人道に対する罪に該当するとされている。　　　　　　　〈新谷一朗〉

㊻虚偽診断書作成罪

虚偽診断書作成罪とは，医師が公務所に提出すべき診断書，検案書または死亡証書に虚偽の記載をする犯罪のことをいう。3年以下の禁錮または30万円以下の罰金で処罰される（刑160条）。内容虚偽の私文書の作成は原則不可罰であるが，上記の診断書等は権利義務の得喪・変更に大きく影響し，その内容の真実性に対する公共の信用を保護する必要性がとくに高いため，例外的に処罰されている。医師が公務員である場合には虚偽公文書作成罪（刑156条）が成立する。「公務所」とは「官公庁その他公務員が職務を行う所」をいう（刑7条）。「虚偽」とは客観的事実に反することをいう。埋葬許可を得るため市役所に提出する死亡診断書に虚偽記載をする場合や，明白な医療過誤で死亡した患者について，医師が異状死体の届出（医師21条）を端緒とする刑事責任の追及を免れるため，死因の種類を「病死および自然死」とする死亡証書を作成する場合が本罪の例である。　〈福山好典〉

㊼業務上過失致死傷罪

業務上過失致死傷罪とは，業務上必要な注意を怠り，よって人を死傷させる犯罪のことをいう。

5年以下の懲役もしくは禁錮または100万円以下の罰金で処罰される（刑211条1項前段）。「業務」とは，判例によれば，人が社会生活上の地位に基づき反覆継続して行う行為であり，かつ他人の生命身体等に危害を加えるおそれのあるものをいう。医師による医療行為の多くは「業務」にあたる。それゆえ，医師のこの種の行為に過失があり，かつその過失行為と死傷結果との間に因果関係がある場合，医師には本罪が成立しうる。もっとも，医療は高度に専門化された領域であるため，過失・因果関係の認定には困難が伴う。そのため，医師に対する刑事過失責任の追及には，委縮医療を招くといった批判も根強い。なお，この罪の成否は，医療従事者による医療過誤にかぎらず，たとえば，薬害事件では，所轄官庁の官僚および製薬会社の幹部についても問題となりうる。　〈福山好典〉

❻❽業務独占・名称独占

業務独占・名称独占とは，一定の資格を有する医療関係者のみに特定の業務の遂行・特定の名称の使用が許され，無資格者には禁止されることをいう。医師でなければ医業をなしてはならないことが業務独占の例であり，その違反は処罰される（医師17条・31条1項1号。看護師：保助看31条・43条1項1号）。その根拠は，医師等の業務独占権ではなく，無資格者が医業等一定の知識・技能を要する業務を行うことによる人体への危害を防止することにある。医業等の業務の範囲がとくに争われる。他方，医師でなければ医師またはこれに紛らわしい名称を用いてはならないことが名称独占の例であり，その違反は処罰される（医師18条・33条。看護師：保助看42条の3第3項・45条の2）。その根拠は，医師等の名称独占権ではなく，無資格者がこの種の名称を使用することで一般人が被害を受けるのを防止することや，医師等に誇りと責任を自覚させることにある。　〈福山好典〉

❻❾緊急措置入院

緊急措置入院とは，急速を要し，通常の措置入院の手続（精神27-29条）をとりえない場合に，1名の指定医による診察の結果，対象者が精神障害者であり，かつ直ちに入院させなければその精神障害のための自傷他害のおそれが著しいと認められたとき，都道府県知事がその者を入院させることができる制度のことをいう（精神29条の2第1項）。通常の措置入院の手続には日時を要するので，その間の応急措置として1965年に新設された。そのため手続が簡易化される一方で，対象者の人権保護の観点から「著しい」おそれというより厳格な要件が課される。この措置をとった知事は，速やかに対象者について通常の措置入院をとるかを決定しなければならない（精神29条の2第2項）。入院期間は，72時間を限度とする（精神29条の2第3項）。その期限内に，通常の措置入院をとる旨

の知事からの通知がないとき等には，病院管理者は，速やかに対象者を退院させなければならない（精神29条の3）。〈福山好典〉

⑩緊急避難

緊急避難とは，自己または他人の生命・身体等の法益に対する現在の危難を避けるため，やむをえずにした行為（避難行為）であって，その行為によって生じた害が避けようとした害の程度を超えなかったもの（法益権衡）をいう（刑37条1項本文）。これは，2つの正当な法益のうち一方を犠牲にせざるをえない緊急状況で犯罪の成立を否定する事由である。現在の危難とは，法益侵害が現在しまたは差し迫っていることをいう。避難行為といえるには，法益侵害行為以外にとるべき手段がないこと（補充性）を要するが，避難意思まで必要かは争いがある。また，法益権衡を充たさない行為は刑を減軽・免除されうるが（刑37条1項但書），補充性を充たさない行為も同様かは争いがある。医師が患者のHIV感染情報をその性的パートナーに漏示する場合（刑134条1項）のように別主体間の法益衝突が典型例であるが，安楽死のような同一主体内部の法益衝突について緊急避難を援用する立場もある。
〈福山好典〉

⑪苦痛緩和

苦痛緩和とは，患者（広くはその家族等）の主に肉体的苦痛，さらには精神的苦痛を緩和することをいう。末期がん患者に対してモルヒネ等の鎮痛薬を投与することがその例である。近時，末期患者を対象に苦痛緩和を行うホスピスや緩和ケア病棟が多く開設されているが，苦痛緩和は終末期以外でも行われる。これは，従来の延命一辺倒の医療から，患者の生命・生活の質（QOL）を基盤に据えてそれを改善する医療への転換を意味する。しかし現状では，医師の知識不足や患者の苦痛の過小評価等のため十分な苦痛緩和を受けられない患者もいるといわれる。また，患者の意識を低下させて苦痛を感じさせなくするセデーション（鎮静）が行われる場合，患者の人格的生が妨げられる。とくにそれが死亡まで継続し，あるいは苦痛の過剰評価に基づく場合，患者のQOLとの関係で問題をはらむ。苦痛緩和措置が生命短縮を招く場合，間接的安楽死としてその許容性が問題となる。〈福山好典〉

⑫クローン技術

クローン技術とは，元の個体・細胞と遺伝的に同一の個体・細胞（クローン）を作成する技術のことをいう。受精卵（胚）の細胞を使う方法と，皮膚や筋肉等の成体の体細胞を使う方法に大別される。後者の方法では，利用可能な体細胞数に制限がないため理論上クローンの無限作成が可能であり，またそのクローンは，無性生殖により発生するため元の体細胞とも遺伝的同一性をもつ。この技術の動物への適用は，食糧の安定供給，医薬品の製造，

移植用臓器の作成等につながりうる。1996年，後者の技術による世界初の哺乳類の体細胞クローン羊ドリーが誕生し，人への応用が現実味を帯びたため，個体産出行為を禁止するヒト・クローン技術等規制法が制定された。しかし，患者自身の細胞を使った拒絶反応のない移植用臓器の作成を目指す治療的クローンは明確に禁止されておらず，厳格な条件のもとでのみ許容されているが，臨床上の危険性や倫理的な問題点も指摘されている。〈福山好典〉

❼❸検案（けんあん） 検案とは，医師が死因，死因の種類（病死・自然死，交通事故等の外因死，不詳の死），死亡時刻等の判定のため死体の外表を検査することをいう。検案は，診療継続中の患者以外の者が死亡した場合，または診療継続中の患者が診療に係る傷病と関連しない原因で死亡した場合に行われ，それ以外の場合には死亡診断が行われる。医師は死体を検案して異状があると認めたときは，所轄警察署への届出義務が課される（医師21条）。この場合を含め，検視（司法検視）や死体見分（行政検視）の際，死因判定の参考のため，立会い依頼を受けた監察医による検案（死体解剖保存法8条）や警察医・一般臨床医による検案が行われる（検視規則5条，死体取扱規則6条2項参照）。死因の正確な究明には，司法・行政解剖を要する場合もある。検案をした医師は正当な事由なく検案書の交付を拒んではならず（医師19条2項），自ら検案をした医師のみが検案書を交付できる（医師20条本文）。〈福山好典〉

❼❹健康保険法（けんこうほけんほう） 健康保険法とは，被用者保険のうち，健康保険組合を保険者とする組合管掌健康保険（被保険者は主に大企業の被用者）と，全国健康保険協会を保険者とする全国健康保険協会管掌健康保険（被保険者は主に中小企業の被用者）に関し，保険者・被保険者・保険給付・費用の負担等について定める法律のことをいう。1922年に制定された。現行の医療保険制度は，75歳未満を対象とする被用者保険（職域保険）と国民健康保険（地域保険），75歳以上を対象とする後期高齢者医療制度から構成され，1961年の国民皆保険制度の実施により，国民はいずれかの医療保険に加入する。本法の目的は，労働者とその被扶養者の疾病・負傷・死亡・出産に関して保険給付を行って，国民の生活の安定と福祉の向上に寄与することである（1条）。両健康保険制度間の財政力・給付力の格差の解消や，財政悪化への対応が課題とされる。なお，業務上の疾病等は労災保険の対象となる。〈福山好典〉

❼❺健康増進法（けんこうぞうしんほう） 健康増進法とは，国民の健康の増進の総合的な推進に関し基本的な事項を定めるとともに，国民の健康の増進を図るための措置を講じて，国民保健の向上を図る目的で2002年に制定された法律

のことをいう。本法は，戦後の急速な高齢化と生活習慣病の増加に鑑みて2000年に開始された健康日本21（第3次国民健康づくり対策）を中核とする，国民の健康づくり・生活習慣病予防の推進の法的基盤であり，その基本的考え方を示すのが，健康増進に努める国民の責務（2条）および相互に連携・協力してその努力を支援する国等の責務（3-5条）である。本法は，基本方針の策定等（2章）や受動喫煙の防止（5章2節）等の健康日本21に関わる規定，国民健康・栄養調査（3章），保健指導等（4章），特定給食施設における栄養管理（5章1節），特別用途表示・栄養表示基準（6章）等の，栄養改善法（廃止）を拡充して引き継ぐ規定，罰則規定（8章）等を置く。

〈福山好典〉

❼⓺検死（検視）けんし　けんし

検死（検視）とは，死体の状況を検分することをいう。①犯罪の嫌疑がない「非犯罪死体」については，公衆衛生や身元確認（戸92条）などの行政目的のため，警察官による行政検視が行われ（死体取扱規則4条1項），慎重な死因究明が必要な場合には（食品59条，検疫13条など），所定の医師による行政解剖が行われる（死体解剖保存法7条）。②犯罪の嫌疑が不明な「変死体」については，これを解明するため医師の立会いのもと検察官による司法検視（刑訴229条，検視規則3条）が行われる。犯罪の嫌疑があるとされた変死体，および③犯罪の嫌疑が明らかな「犯罪死体」については，ただちに捜査が開始され，死因や凶器の性状等を解明する必要がある場合には，検察官等の請求に基づき裁判官が発布する鑑定処分許可状を得たうえで，嘱託を受けた所定の医師による司法解剖が行われる（刑訴223条・225条，死体解剖保存法2条1項）。

〈澁谷洋平〉

❼⓻顕微授精けんびじゅせい

顕微授精とは，一般に，卵子と精子を体外にとり出したうえで，採取した精子の1つを顕微鏡で確認しながら卵子の細胞質内に直接注入することによって受精させ，受精卵を子宮内に戻すという形で行われる不妊治療のことをいう。人工授精，体外受精に次ぐ不妊治療・生殖補助医療であり，1990年代に開始された新しい方法である。顕微授精は，精子数が極端に少ない場合やその運動率が低い場合，高度の受精障害がある場合など，体外受精では受精が難しいと判断される際に行われるのが通常である。卵子と精子を体外にとり出す点で体外受精と共通し，妊娠率も同程度といわれているが，体外において卵子と精子を自然に接触させるのでなく，培養士が精子を卵子内に直接注入する点で受精方法が異なる。

〈澁谷洋平〉

❼⓼後見人こうけんにん

後見人とは，後見の事務を行う者をいう。後見制度には，①未成年後見制度と②成年後見制度があり，②は，a)法定後見とb)任意後見に分かれる。①は，未成

年者に親権者がない場合など（民838条1項）に開始される。②a)は，判断能力を欠く常況にある者・家族等の申立てに基づき，家庭裁判所の審判により開始される（民7条・838条など）。②b)は，本人が事前に任意後見契約を締結しておき，判断能力が不十分な状況となった場合に，家庭裁判所により任意後見監督人が選任された後に開始される（任意後見2-4条）。後見人は，本人の意思を尊重するとともに，その心身の状態・生活の状況に配慮しながら，法律上付与され（②a)），または契約に基づき委任された（②b)）範囲内において，財産管理権，法律行為の代理権・取消権を行使し，本人の財産管理事務と身上監護事務（現金・通帳等の保管，生活費の支出，医療・介護契約の締結など）を行う（民853条以下，任意後見2条1号）。

〈澁谷洋平〉

⑦個人情報保護法（こじんじょうほうほごほう）

個人情報保護法とは，高度情報化社会の進展，個人情報の利用拡大という状況を受け，これを取り扱う者の遵守義務を定めることにより，個人の権利利益を保護することを目的として制定された法律（「個人情報の保護に関する法律」）のことをいう。本法は，個人情報（生存する特定の個人を識別しうる情報（個人情報2条1項））の取扱いにつき，国・公共団体の責務を規定するとともに，個人情報取扱事業者（個人情報2条2項）に対して，①利用目的の特定（個人情報15条），②目的外利用の禁止（個人情報16条），③適正取得（個人情報17条），④安全管理措置（個人情報20条），⑤第三者提供の制限（個人情報23条），⑥本人による公表・開示，訂正請求手続（個人情報24-31条）などを規定している。本法は，個人情報に関する「基本法」的性格と民間部門に対する「一般法」的性格を併せもつ。公的部門に対しては，別途「行政機関個人情報法」，「独立行政法人等個人情報保護法」が制定され，同様の規定がおかれている。

〈澁谷洋平〉

⑧国家賠償（法）（こっかばいしょう ほう）

国家賠償（法）とは，国民の受けた損害を国・公共団体が賠償すること（制度・要件を定める法）をいう。これは，公務員の不法行為に対する損害賠償請求権を保障した憲法17条を具体化するものである。国家賠償制度は，被害者の救済と国家作用の監視という2つの機能を果たす。その類型は，①予防接種事故や医薬品事故など，公務員の公権力の行使による損害（国賠1条）と，②道路・河川事故など，公の営造物の設置管理上の瑕疵による損害（国賠2条）の2つに分かれる。①は，❶「公権力を行使する公務員」の「故意・過失」，❷「違法性」，❸「職務」等を要件とし，❹国・公共団体の免責規定はなく，求償権にも制限がある。②は，❶国・公共団体が提供する「公の営造物」の❷「設置・管理上の瑕疵」

(通常有すべき安全性を欠くこと)を要件とし、❸他にその瑕疵を作出した者がいる場合には、国・公共団体はその者に対して求償権を行使しうる。

〈澁谷洋平〉

❽❶合理的医師説・患者説

合理的医師説・患者説とは、医師の説明義務に関する一般的な判断基準として「合理的(平均的)医師または患者」を措定し、「その状況下で通常の合理的医師ならば説明し」または「その状況下で通常の合理的患者ならば必要とするであろう情報」を説明する義務があるとする見解のことをいう。医療の場で患者の自己決定権を尊重するためには、医師が患者に十分な説明をし、本人の同意を得なければならない(承諾・同意原則)。その際、医師の説明義務の「範囲」が問題となる。これは、個別・具体的事案との関係で判断されるべき性質のものであるが、本説によれば、説明義務の範囲は原則として医療水準(診療当時の臨床医学の実践における水準)によって画されることになる。本説に対しては、医師の説明は自己決定のための判断資料の提供という点にあるから、医師でなく患者本人を基準として判断すべきとの批判が向けられている。

〈澁谷洋平〉

❽❷具体的患者説

具体的患者説とは、合理的医師説・患者説とならび、医師の説明義務に関する一般的な判断基準を提示するものであり、具体的患者(当該患者)を基準とし、医師は「その状況下で当該患者が必要とするであろう情報」を説明する義務を負うとする見解のことをいう。本説によれば、医療水準として一般的に提供されるべき内容にとどまらず、未確立の新規治療法についても、患者本人の意思・性格、期待等に照らし、その自己決定権の行使にとって重要な情報であれば、これを説明すべきものとされる。美容整形手術の過誤事例において本説を採用する裁判例が多いとの指摘がある。本説に対しては、患者の主観的基準のみで判断すると、医師が予見不可能な事項についても説明義務を負うことになり妥当でないとの批判が向けられている。そこから、具体的患者を基準としつつ、説明内容を医師の予見可能な範囲にとどめるとする見解(二重標準説)も主張されている。

〈澁谷洋平〉

❽❸最善の利益

「最善の利益(best interests)」とは、小児や重度障害新生児に対する医療の場面において、一定の医療行為の実施に関する患者本人の自己決定権を中心に考慮することが困難な場合、「当該医療行為が本人の利益に最も適うものか」という形でその可否を検討するテストのことをいう。一般的に、これを判断するのは、本人のことを最もよく知るであろう両親であるが、宗教的理由に基づく輸血拒否の事案などにおいて議論されているように、両親の信条

や価値観等を一方的に押しつけ、「子の生存権」を侵害する結果とならないようにするためには、医師・看護師等の専門家も加わったうえでより慎重な判断を行うことが望ましい。なお、その倫理的な性質上、「最善の利益」を定めた法律は存在しないが、「児童の権利に関する条約」3条1項において、「最善の利益」の重要性が記されている。〈澁谷洋平〉

❽❹再生医療（さいせいいりょう） 再生医療とは、広く事故や病気により欠損し、機能障害・不全状態に陥った細胞や臓器、器官の機能を回復・再生する目的で行われる医療のことをいう。再生医療は、輸血や臓器移植などの方法で従来から行われてきたが、1990年代以降、クローン技術とヒト胚性幹細胞（ES細胞）開発を組み合わせることにより、ES細胞を必要な組織・臓器に分化誘導し、糖尿病やパーキンソン病などの難病患者に移植するという画期的な治療法の方向性が拓かれた。他方、ES細胞研究には、拒絶反応の問題に加えて、倫理的・法的問題が常に随伴していたところ、2007年に、ES細胞に比べて作製が容易であり、拒絶反応の問題もないとされる人工多能性幹細胞（iPS細胞）の発見が報告され、その開発競争が国際的に激化している。しかし、現時点では開発途上の技術であり、安全性の確保から倫理的・法的問題に至るまで、その実用化に向けては、克服すべき様々な課題が存在する。

〈澁谷洋平〉

❽❺裁判外紛争手続（ADR）（さいばんがいふんそうてつづき） 裁判外紛争手続（ADR）とは、訴訟手続によらず、公正な第三者が関与することによって民事上の紛争を解決する手続（裁判外紛争解決1条）のことをいう。多様で複雑な関係を有する当事者間の紛争を適切に調整するためには、紛争の性格・実情に応じて、訴訟以外の多様な手続が段階的・重畳的に準備され、これを当事者が選択しうることが望ましい。そこで、①相談（当事者が行政機関や弁護士会などの第三者に相談し、その知識・情報等を利用するもの）、②あっせん（第三者が間に立ち、相互の妥協調整を図るもの）、③調停（第三者が積極的に調整案を提示するもの（民調2条など））、④仲裁（当事者双方が第三者（仲裁人）の処理・裁定によることに合意している場合に、紛争解決を仲裁人の判断に委ね、これに服するもの（仲裁2条など））など、訴訟に比べて迅速・安価な諸手続が整備されている。〈澁谷洋平〉

❽❻債務不履行（責任）（さいむふりこうせきにん） 債務不履行（責任）とは、契約等によって定められた債務を、その本旨に従って履行しないことにより生じる民事上の責任のことをいう（民415条参照）。債務不履行の効果は契約の解除、および損害賠償である。患者が医療過誤等の被害に遭った場合、被害者は、不法行為に基づき、医師や

医療機関に対して，損害賠償を請求することができるが（民709条・715条参照），通常，患者は受診に際して，医療機関との間に診療契約を締結し，これに基づいて医療が行われることから，このような契約関係があるかぎり，被害者は債務不履行に基づいて医療機関の責任を追及することもできる。不法行為による責任との間には，立証責任等，理論的な違いが存在するとされてきたが，現在では，実務上，時効期間を除いて，それほど大きな差異は存在しないとされている。 〈山口斉昭〉

❽❼在宅医療(ざいたくいりょう)

在宅医療とは，自宅や療養施設等，病院以外の場所で行われる医療のことをいう。このため，外来患者等が自宅で処方薬を服用する場合などもこれに含まれるが，一般には，通院困難な患者や，在宅での治療を希望する患者に対して，往診や訪問医療，訪問看護等によって，医療が行われる場合をいうことが多い。高齢化社会の進展に伴い，在宅医療は，必然的にその役割が拡大しつつあり，入院医療費抑制の観点などからも，積極的に推進されつつあるというのが，わが国を含め全世界的な傾向といえる。しかし，一方で，在宅医療を担う医療者や情報の不足，また，在宅医療を，側面からではあるが実質的に支える家族やヘルパーへの教育や支援の体制の不備，その行いうる医行為の範囲等に関する法的な枠組みの不備等，解決されなければならない問題点も多い。

〈山口斉昭〉

❽❽歯科医師法(しかいしほう)

歯科医師法とは，歯科医師の業務やその資格等について定める法律である。医師法と同様，総則，免許，試験，臨床研修，業務，歯科医師試験委員，雑則，罰則の8つの章から成り，歯科医師でない者の歯科医業の禁止（17条），名称使用の制限（18条），応招義務（19条），療養指導義務（22条），診察録の記載および保存義務（23条）等，医師法と同様の規定が存在する。歯科医師法が適用される歯科医師は，医師ではなく，歯科医師と医師にはそれぞれ業務独占が認められていることから，歯科医師は医業を，医師は歯科医業を行うことはできない。もっとも，単独では医業とされる業務も，歯科領域に関わるものは歯科医業とされうることなどから，両者の峻別は難しく，歯科医の医業研修を認めうるかなど，困難な問題が存在する。 〈山口斉昭〉

❽❾死後懐胎(しごかいたい)

死後懐胎とは，生前に採取し，凍結保存した精子等を用いて，その精子提供者が死亡した後に，人工授精等によりなされた懐胎（妊娠）のことをいう。死後懐胎した女性が出産した子は，死亡した精子提供男性との間に，遺伝子的なレベルでは親子関係があるが，男性が死亡した後に懐胎した女性から生まれた子であるため，死亡男性と子の間に，法的にも親子関係が認められるか，またそもそも死後懐胎が認められるかに

については，議論があり，諸外国においてもその対応は分かれている。わが国では，夫が死亡した後，その精子による懐胎で出産した子の死後認知の可否が，裁判上争われたが，最高裁は，立法上解決される問題であるとして，立法がない以上，死亡した夫と死後懐胎子との間に，法律上の親子関係は認められないとした。　〈山口斉昭〉

❾⓪死後認知

死後認知とは，父が死亡した後に行われる認知のことをいう。すなわち，認知とは，婚姻関係にない男女間に生まれた子を自分の子と認めることであり（民779条），これは，子の側からの訴えにより，強制的に行われる場合もあるが，この訴えは父の死亡の日から3年以内であれば提起することができ（民787条），その結果，父の死亡後に認められた認知が，死後認知となる。認知されれば，子の出生に遡って，死亡した父との間に，相続等，親子関係の効果が生じる（民784条）。このような死後認知の制度は，母の妊娠後，父が死亡した場合を想定したものであるため，凍結精子等を用いて父の死亡後に妊娠（死後懐胎）・出産した場合における子については適用がないとするのが，最高裁の立場である。　〈山口斉昭〉

❾①自己決定(権)

自己決定（権）とは，私的領域にかかわる事項について，自ら決定すること，およびその権利のことをいう。わが国において，実定法上明確な規定があるわけではないが，個人の尊重や尊厳，幸福追求権等をもとに（憲13条参照），信義則（民1条2項参照）や条理等を根拠として導かれるとされる。自己決定（権）は，さまざまな分野で幅広く主張される概念であるが，とりわけ医事法の分野では，インフォームド・コンセント，治療方針の決定，妊娠中絶，生殖補助医療，臓器移植，終末期医療など，これが問題となる場面がきわめて多く，その内容・範囲・限界等につき多くの議論がある。最高裁判例も，一般的に自己決定権を認めるわけではないが，事案に応じた限定的な形で，これに準じた，意思決定をする権利を認めるものが存在する（東大医科研病院事件等）。　〈山口斉昭〉

❾②自己情報コントロール権

自己情報コントロール権とは，自己の私的事柄に関する情報の取扱いについて，自ら決定する権利のことをいう。自己決定権や自己の私的な情報は当該人に属するとの考え方を背景とし，人格権の一内容であるプライバシー権の，積極的な側面として，憲法13条を根拠として導かれるとされる。自己情報コントロール権は，実定法上も，最高裁の判例においても，明示的に認められているわけではないが，個人情報保護法などにおいては，この考え方の一部を具体化したと見られる規定が存在する（個人情報16条等参照）。医療の分野においては，具体的に，カルテやレ

セプトの開示請求権や，遺伝情報の取扱いなどにおいて，自己情報コントロール権が問題とされるが，その効果や適用範囲等，検討されるべき点は多い。

〈山口斉昭〉

❾❸自殺・自殺幇助(じさつ・じさつほうじょ)

自殺とは，自ら自己の生命を絶つことをいい，自殺幇助とは，自殺の意思を有する者に対し，有形・無形の援助を与えて自殺を遂行させることをいう。医事法の分野では，個人の自己決定権がその生命にも及びうるかといった観点から，安楽死等との関係で，これらが問題とされ，海外においては，一定の要件のもとで，要請による生命終結および自殺幇助を認める法制も存在する（オランダ刑法293条参照）。わが国の法体系においては，自殺自体は犯罪とされないものの，自殺幇助は，自殺教唆，嘱託殺人・承諾殺人とともに犯罪とされており（刑202条），少なくとも，他者がかかわる形での生命処分に関する自己決定を一般的には認めない建前であるが，安楽死との関係では，一定の要件のもと，これを認める見解を含め，多くの議論が存在する。

〈山口斉昭〉

❾❹自殺念慮(じさつねんりょ)

自殺念慮とは，自殺したいという思いのことをいう。漠然としたものを含め，死にたいという思いを希死念慮というが，そのうち，自殺により死にたいと思うものを指すとされる。自殺念慮は，精神病や，医薬品の副作用等によって生じる症状としてのものを指すことが一般的であり，明確な理由に基づく自殺の意思や自殺願望とは区別して使われることが多い。また，実際に自殺を企てることを自殺企図といい，これも精神病等の症状としての，患者の行動を指す。精神病の患者等が，自殺や自傷・他害事故を起こし，病院の責任が問われる場合などにおいて，裁判所は，患者における自殺念慮や自殺企図の有無や程度を１つの徴表として，その具体的危険性や，予見可能性等を判断することが多いとされている。

〈山口斉昭〉

❾❺事前の指示(じぜんのしじ)

①（患者の）事前の指示（advance directive）とは，患者が，将来，判断能力や自己決定の能力を失った際に，自己にどのような治療が行われることを望むかについての意思を，あらかじめ書面や代理人の選定等により指示しておくこと，またはその指示書のことをいう。終末期における治療方針の決定や，臓器提供等において問題となる。②（医師の）事前の指示とは，看護師等，医師以外の医療者に対して，医師の指示に基づいてのみ行いうる医療行為等について，当該医療者がその行為を行うために，医師があらかじめ与える指示のことをいう。事前の指示については，どの程度まで包括的なものが許されるか等の問題があるが，たとえば，看護師が，患者の病態を観察したうえで，指示の範囲内で薬の投与量を

調整することも，医師の事前の指示により可能とされている。 〈山口斉昭〉

❾❻死体解剖

死体解剖とは，死因の究明もしくは治療経過等の検証のために死体を切開し検査することをいう。解剖には，①病死者を対象に臨床診断および治療の妥当性・有効性を検証し，もしくは死因の解明などを目的に行う病理解剖（死体解剖保存法7条），②犯罪性のない異状死体の死因究明を目的とする行政解剖（死体解剖保存法8条），③犯罪による死亡の疑いのある死体を対象に死因や凶器の性状等を明らかにする目的で捜査のために行う司法解剖（刑訴129条・168条1項・225条1項），④身体の構造を学ぶ医学教育のための系統解剖（死体解剖保存法10条）がある。病理解剖は，医療の検証および研究教育のうえで重要であるが，実施には原則として遺族の承諾が必要である。行政解剖は，公衆衛生の目的から，監察医もしくはそれに準じた医師が行う。司法解剖は，検察官または司法警察職員が医師に嘱託し，裁判官から鑑定処分許可状の発付を得て行われる（刑訴168条・223条・225条）。 〈加藤摩耶〉

❾❼死体解剖保存法

死体解剖保存法とは，死体（妊娠4月以上の死胎を含む）の解剖および保存ならびに死因調査について規制し，公衆衛生の向上を図るとともに，医学・歯学の教育または研究に資することを目的とした法律のことをいう（1条）。死体の解剖には，医師または歯科医師，解剖学・病理学・法医学の教授または准教授が行う場合と，司法解剖および監察医による行政解剖を除いては保健所長の許可が必要であること（2条），司法解剖および監察医による行政解剖のほかは原則として遺族の承諾を要することが定められている（7条）。また，そのほかに，解剖は原則として解剖室で行われること（9条），解剖により犯罪性が認められた場合には24時間以内に警察署長に届け出なければならないこと（11条），解剖によって得た標本は遺族の承諾を得て保存することができること（17-19条），死体の取扱いには礼儀を失わないこと（20条）等が定められている。 〈加藤摩耶〉

❾❽実験的治療・治療的実験

実験的治療・治療的実験とは，当該患者の疾病の治療のために確立された治療法が存しない場合に，研究もしくは試行段階にある方法で行われる治療のことをいう。この場合，治療行為が正当化されるために必要な医術的正当性（治療行為は医学上一般に認められた手法でなされること）の要件を欠くことになる。したがって，医師の十分な説明に基づく患者の同意がより重要になるが，患者に同意能力がない場合も多々あり，治療によって得られる利益とリスクの比較を十分に考慮したうえで，なお緊急を要するか，他に方法が

ないか等も慎重に検討して行われる必要がある。実験的治療は医学の進歩のためにも必要なものではあるが，医学研究の自由は患者の利益を害さない範囲に限定されるべきである。歴史的には弱者を対象として被験者の人格・人権を無視する政策的・研究本位的人体実験が行われた経緯もあり，被験者たる患者の人権を害さないよう，厳格なルールに則って行われる必要がある。

〈加藤摩耶〉

99 児童虐待の防止等に関する法律(児童虐待防止法)

児童虐待防止法とは，児童（18歳未満）の権利利益擁護に資するため，児童虐待の禁止と予防および早期発見，被虐待児童の保護および自立の支援のための措置等を規定する法律のことをいう。同法では，①身体への暴行，②わいせつ行為，③心身の正常な発達を妨げる減食・長時間の放置（ネグレクト），④保護者以外の同居人による前記の行為と，その行為を保護者が放置すること，⑤著しい暴言・拒絶的対応・心理的外傷を与える言動を児童虐待と定義する（2条）。児童虐待は家庭という密室で生じやすいことから，同法は，学校・病院等のスタッフ・弁護士に，虐待の早期発見努力義務を（5条），虐待を受けたと思われる児童を発見した者に，児童相談所等への通告義務を課す（6条）。また，必要に応じ，立入調査や裁判所の許可状を得ての臨検捜索（9条・9条の3）を行い，保護者に対し児童との面会通信を制限し（12条1項），接近禁止命令（12条の4以下）を発することを可能としている。

〈加藤摩耶〉

100 児童の権利に関する条約

児童の権利に関する条約とは，グローバルな観点から，貧困，飢餓，虐待等困難な状況におかれた児童（18歳未満）の人権尊重，保護の促進を目指し，広範かつ具体的な保障内容を規定する条約のことをいう。この条約は，1989年に国連総会で採択され，わが国では1994年に批准し，同年5月22日から発効している。これにより，わが国は，権利の実現のために適当な措置を講じる義務（4条）を負い，これにかかる報告を国連の「児童の権利委員会」に提出する義務（44条）を負う。その内容は，平等原則（2条）および最善の利益原則（3条1項）を定め，児童の生命に関する権利，思想・良心の自由，意見表明権といった自由権的権利と，社会保障や教育にかかる社会権的権利，またとくに家庭の役割を重視し，父母等の責任，権利および義務についても規定している。そのほか，難民児童の保護，麻薬，性的搾取，虐待，誘拐，売買からの保護や刑法を犯した児童等に対する保護措置についても規定している。

〈加藤摩耶〉

101 シドニー宣言

シドニー宣言とは，世界医師会

が1968年8月の第22回総会で採択した「死に関する宣言」のことをいう。その後，1983年10月，イタリアのベニスにおける第35回総会で改定されている。この宣言が誕生した背景には，1967年にオーストラリアにおいてクリスチャン・バーナード医師により世界ではじめて人から人への心臓移植が行われたという事情がある。この心臓移植以後，死の概念・定義・判定基準に関心が集まり，世界医師会としても立場決定をせざるをえなかった。その結果，この宣言により，臓器移植術の際のドナーの死亡時刻の決定について，2人以上の医師の参加を必要とし，脳死を判定する医師は移植術に関与してはならない，という原則が生まれた。しかし，脳死概念についての明確な定義がなかったため，1983年の改定において，「脳幹を含む全脳の全機能の不可逆的停止」という脳死の定義が打ち出された。以後，多くの国で，この脳死概念が認められるに至っている。

〈甲斐克則〉

102 死ぬ権利

死ぬ権利とは，自己の生の最期を自分で決定する権利のことをいう。この言葉が登場した背景には，先端医療の進歩に伴う人工延命治療の打切りをめぐる問題があった。1976年のアメリカ・ニュージャージー州のカレン・クィンラン事件判決を契機として，人工延命治療を拒否する権利としての延命拒否権という形で「死ぬ権利」が主張され始めた。しかし，その後，患者の自殺や積極的安楽死の場面でも「死ぬ権利」が主張されるなど，拡大される傾向も見られた。典型的な事件は，イギリスのダイアン・プリティー事件である。進行性の神経退化疾患に罹患した43歳の女性が，「死ぬ権利」を正面に据えて自殺に際して夫の幇助行為をイギリス自殺法2条で訴追せずに許可するようヨーロッパ人権裁判所に申立を行ったが，同裁判所は，2001年，ヨーロッパ人権条約の条項に照らしても「死ぬ権利」は認められない，と判示した。この立場が，多くの国で一般的であるといえる。

〈甲斐克則〉

103 死亡時刻

死亡時刻とは，死亡診断書または死体検案書に記載された，当該人物が死亡した時刻のことをいう。通常は，医師が判定する。死亡時刻の確定は，たとえば，その人物が殺人罪に巻き込まれて死亡した場合，それが誰のどのような犯罪行為かを特定する際にきわめて重要であるほか，医療事故も含めた事故死の場合も，原因ないし因果関係の特定にとってもきわめて重要である。権利主体の死亡時刻の特定により，刑法上は殺人罪の客体から死体損壊罪の客体になるほか，民法上は相続が開始する。そして，医事法上は，臓器移植の際の死亡時刻が重要である。臓器移植法上，①深昏睡，②瞳孔が固定し，瞳孔径が左右とも4ミリメートル以上であること，③脳幹反射の消失，④平坦脳波，

⑤自発呼吸の消失，以上の状態が確認されてから6時間を経過した時点が法的に脳死と判定され，死亡時刻となり，以後，臓器摘出が可能となる（臓器移植則2条2項）。　　　　〈甲斐克則〉

⓾死亡診断書（しぼうしんだんしょ）

死亡診断書とは，医師が患者の死亡を診断した場合，および診察中の患者が受診後24時間以内に死亡しそれが診察中の疾病であった場合に，遺族に対して発行される診断書のことをいう。死亡診断書と死体検案書の書式は同じであり，記載事項は，①氏名，性別，生年月日，②死亡日時，③死亡場所およびその種別，④死亡原因，⑤死亡の種類，外因死の追加事項などである。遺族がこれを役所に届け出ると，法的効力が発生し，火葬許可証が発行され，死亡者の戸籍も抹消され，さらに相続も発生する。死亡診断書は，死因統計作成にも用いられているので，死因の確定に大きな意味を与えることになる。なお，医師が死亡診断書に虚偽の記載をした場合は，虚偽診断書作成罪（刑160条）として，3年以下の懲役または30万円以下の罰金で処罰される。また，脳死の場合には，臓器移植法に基づいて死亡が判断される点にも留意する必要がある。　　　　〈甲斐克則〉

⓾市民的及び政治的権利に関する国際規約（世界人権宣言B規約）（しみんてきおよびせいじてきけんりにかんするこくさいきやく　せかいじんけんせんげんBきやく）

市民的及び政治的権利に関する国際規約とは，1966年12月16日に第2回国連総会で採択された自由権規約のことをいう。世界人権宣言B規約ともいう。発効は，1976年であり，日本は1978年に署名し，1979年より発効している。この規約は，人類社会のすべての構成員の固有の尊厳および平等のかつ奪いえない権利を認めることが世界における自由，正義および平和の基礎をなすものであることを考慮し，これらの権利が人間の固有の尊厳に由来すること（前文参照）を認めた点に重要な意義がある。医事法上は，とりわけ，規約7条第2文「特に，何人も，その自由な同意なしに医学的又は科学的実験を受けない」の規定が重要である。これは，ナチスによる人道に反した人体実験による弊害を裁いたニュルンベルク裁判の原則を考慮して規定されたものであり，人体実験ないし臨床研究における被験者保護の原則を世界レベルで確認したものであり，この分野の明文による重要原則であるといえる。

〈甲斐克則〉

⓾終末期医療（しゅうまつきいりょう）

終末期医療とは，終末期の患者に対する医療のことをいう。類義語としてターミナル・ケアがある。余命3-6か月と診断された場合を終末期と定義することもあるが，最近では死期が迫っている場合に限定せず，積極的治療により病気の治癒・改善が期待できないとされた患者に対する医療を広く対象にして終末期医療の問題が論じられるこ

とも多い。生命維持治療の差控えや中止（後者は消極的安楽死・尊厳死ともいわれる），積極的安楽死，医師の介助による自殺等の死につながる選択の是非や許容要件，緩和ケアや緩和的鎮静のあり方等が問われる。また終末期においては患者本人の意思の確認が困難なことが多いため，意思決定のあり方が問題となる。日本には終末期医療に関する法律はない。近年，患者の人工呼吸器を外した医師が捜査の対象となる事案が相次ぎ，厚生労働省がガイドラインを策定したほか，日本医師会，日本救急医学会（いずれも2007年）等，医学界でも指針の策定を進める動きが見られる。　　　　　　　〈横野　恵〉

107 終末期医療の決定プロセスに関するガイドライン

終末期医療の決定プロセスに関するガイドラインとは，2007年5月に策定された終末期医療に関する国としては初のガイドラインのことをいう。2006年3月の富山県射水市民病院事件における人工呼吸器取外しの報道が契機となって終末期医療をめぐる議論が活発化し，これを受けて厚生労働省が「終末期医療の決定プロセスのあり方に関する検討会」での議論を経てこのガイドラインを策定した。①終末期医療のあり方と②終末期医療の方針の決定手続に関する部分から成る。①では終末期医療における重要な要素として，十分な情報提供と話し合いに基づく決定，多職種の関わり，緩和ケアの充実等が示されている。②では，患者の意思が確認できる場合／確認できない場合の決定手続，関係者間で合意を得られない等の場合における検討・助言のための委員会の設置について規定されている。プロセスを示すガイドラインであり，治療中止の許容要件等，治療方針の決定に関する具体的・臨床的な基準は示すものではない。また，積極的安楽死は対象としていない。〈横野　恵〉

108 受精卵

受精卵とは，精子を受け入れて受精が完了した卵子のことをいう。医学的には受精卵の分裂開始以降受精後8週までを胚というが，一般的には両者が区別されないことも多い。体外受精および凍結保存技術の確立により受精卵を体外で作成し保存することが可能となった。子宮に移植すれば子として出生する可能性があり「生命の萌芽」ともいうべき受精卵の取扱いをめぐるさまざまな法的・倫理的問題が生じている。生殖医療における受精卵の利用としては，夫婦間の体外受精をはじめ，卵子提供，受精卵（胚）提供，借り腹型の代理懐胎，着床前診断（8細胞期の受精卵から取り出された細胞に遺伝学的検査を行って子宮に移植する受精卵を選別する）等がある。日本にはこれらに関する法規制はなく，是非や規制をめぐる議論が続いている。受精卵取違えや培養・保存時の過誤による受精卵の滅失等の事故も起こっており，法的救済が

問題となりうる。また，生殖医療に関する研究やES（胚性幹）細胞研究における受精卵の利用に関しては，その是非をめぐって議論がある。

〈横野　恵〉

⑩出生届（しゅっしょうとどけ）　出生届とは，子が出生したとき市区村長に届け出ることをいう。出生届に基づいて，子は戸籍に組み込まれる。届出は原則として子の出生から14日以内に医師，助産師またはその他の出産立会人が作成した出生証明書を届出書に添付して行わなければならない（戸籍49条）。父または母，同居者，医師・助産師等の出産立会人の順で届出義務が課される（戸籍52条）。届出書には子の性別を記載することとされているが（戸籍49条2項1号），インターセックスの子については追完を前提として性別を記載しない出生届の受理が認められている。生殖補助医療によって生まれた子の出生届に際して，届出が受理されず，親子関係の承認を求める訴訟が提起されることがある。最高裁は，凍結精子による死後懐胎，ドナーの卵子による借り腹型代理懐胎，夫婦の受精卵による借り腹型代理懐胎のいずれに関しても親子関係の成立を認めていない。

〈横野　恵〉

⑪出生前診断（しゅっしょうまえしんだん）　出生前診断とは，出生前に胎児の状態を診断することをいう。胎児診断ともいう。おもな検査方法としては，①胎児由来の組織や血液を検査する方法（検査の対象により，羊水検査，絨毛検査，胎児血検査がある），②超音波検査など画像による方法，③妊婦の血液中の特定のホルモンやタンパク質を測定して胎児の状態を推測する母体血清マーカー検査がある。③は胎児に一定の障害がある可能性を確率で示すもので確定診断にはならないが，検査の低侵襲性・簡便性から外国ではスクリーニング検査として実施されている場合もある。出生前診断で病気や障害が判明した場合，胎児治療が可能なケースは限られており，胎児や分娩の管理，出生後の治療で対応することとなる。一方で，妊娠継続の可否を判断する目的で病気や障害の有無の診断が実施される場合も少なくなく（狭義の出生前診断はこの場合を指す），このような目的での診断および診断結果に基づく人工妊娠中絶（選択的中絶）の是非については議論がある。

〈横野　恵〉

⑪守秘義務（しゅひぎむ）　守秘義務とは，知り得た秘密を守る義務のことをいう。秘密保持義務ともいう。患者の個人的な情報を取り扱う医療従事者は，一般に職業倫理上の義務として守秘義務を負うと考えられる。私法上の守秘義務は診療契約上の付随義務とされている。公法上は刑法によって医師（歯科医師を含むと解される），薬剤師，医薬品販売業者，助産師またはこれらの職にあった者に守秘義務が課されており，業務上知り得た秘密を正当な理由なく漏らした場合は秘密漏示

罪として処罰の対象となる（刑134条1項：6月以下の懲役または10万円以下の罰金）。他の医療従事者に関しても各資格法で同様の義務が課されている（保助看42条の2，救急救命士法47条等）。とくに機微性の高い情報を扱う領域では特別法で守秘義務違反に対する刑が加重されている場合がある（心神喪失処遇117条，感染症67条1項，母体保護33条等）。正当な理由ありとされる場合としては，①法令行為の場合，②第三者の利益保護を目的とする場合，③本人の承諾がある場合等が挙げられている。　　　　　〈横野　恵〉

⓬証言拒否権

証言拒否権とは，証人が一定の場合に証言を拒絶できる権利のことをいう。証言拒絶権ともいう。訴訟手続において証人は一般に証言義務を負い，正当な理由なくこれに反した場合には処罰の対象となるが，医師，歯科医師，助産師，看護師またはこれらの職にあった者は職務・業務上知り得た事実で黙秘すべきものについて尋問を受けた場合に，証言を拒否することができる（民訴197条1項2号，刑訴149条）。秘密の開示を本人が承諾した場合は証言拒否権を行使することができない（民訴197条2項，刑訴149条但書）。証言拒否権を行使せずに証言した場合について，通説は原則として守秘義務違反（秘密漏示罪）の違法性は阻却されるとしている。なお，民事訴訟法は薬剤師および医薬品販売業者の証言拒否権を規定するが，刑事訴訟法は規定しない。したがって，刑事訴訟手続においては薬剤師・医薬品販売業者は証言義務を負う。この義務の履行は，法令行為に該当し秘密漏示罪の違法性は阻却されると考えられる。　〈横野　恵〉

⓭承諾（同意）原則

承諾（同意）原則とは，医療行為（とりわけ身体への侵襲を伴う行為）を行う場合，医師は原則として事前に患者の承諾を得なければならないという原則のことをいう。この患者の承諾が有効であるためには，患者が医療側から提供された適切な情報を十分に理解したうえで自発的に与えたものでなければならない。医療行為は患者の身体に対する接触や侵襲，危険性を伴うことから，承諾なく行われたならば違法性を帯びる。この原則は，医療行為の違法性が阻却され，適法に実施されるための要件であり，患者の自己決定権（自律性）および身体の不可侵性・統一性を保護するためのものと理解されている。原則の例外に当たる場合としては，①緊急でやむをえない治療（患者の生命・健康が危険にさらされ緊急に治療をする必要であり，かつ遅滞なく承諾を取得することが困難な場合），②法令に基づく強制的な治療（入院勧告に従わない感染症患者（感染症19条）や自傷他害のおそれのある精神障害者（精神29条）の治療等，公衆衛生上の理由等から本人の承諾なく治療を行うことが認められている場

合）が挙げられる。　　〈横野　恵〉

⑭小児医療　小児医療とは，成年に達していない小児を対象とした医療のことをいう。診療科としての小児科で行われる医療に限られない。小児は成長の過程にあり，その判断能力の成熟度も発達とともに変化するため，小児医療においては医療上の決定に関する小児本人の能力の有無が問題となる。決定能力の有無に関する具体的な法令上の基準はない。学説では未成年者であることをもって医療上の決定能力が否定されるわけではなく，当該決定に必要な能力が認められれば単独で有効な決定をなしうるとする立場が一般的である。決定能力の有無に関する目安となる年齢としては，15歳前後が挙げられることが多いが，能力の有無の判断は医療現場に委ねられている。本人の決定能力が認められる場合，親の決定権との競合関係が問題となる。小児本人が決定能力を欠く場合は親に決定が委ねられることになるが，その際の親の決定は親権の行使であって子の最善の利益に適う範囲のものでなければならないと考えられる。英米法圏では，不妊手術等の類型的に子にとって不利益となる蓋然性の高い一部の処置に関して，親の決定のみに基づく実施を認めず，事前の裁判所の関与を義務づける法域も多い。

〈横野　恵〉

⑮親権（の喪失）・親権者　親権とは，未成年の子の監護・教育および財産管理のため父母に与えられた権利義務のことをいう（民820条・824条）。親権を行使する者を親権者といい，嫡出子の場合，父母の婚姻中は父母が共同で親権を行使する（民818条）。親権の内容は身上監護権と財産管理権に大別され，子の医療に関する決定・同意は身上監護権の一内容であると考えられる。親権の喪失とは，父母の親権を剥奪することであり，父母が親権を濫用し，または著しく不行跡であるときに，子の親族や検察官，児童相談所長の請求により家庭裁判所が親権喪失宣告をすることができる（民834条，児福33条の7）。親権喪失原因が消滅した場合には家庭裁判所による宣告の取消しが可能だが（民836条），親権の一時停止や一部停止（管理権の喪失を除く）の制度はなく，運用の困難さが指摘されてきた。2000年頃より，子の治療を親権者が拒否する場合に親権の濫用にあたるとして，審判前の保全処分（家審規74条1項）を利用して実質的に親権を一時停止し，職務代行者の同意のもとで治療を実施する事案が現れている。法制審議会は2010年2月より親権関連規定の見直しに着手している。

〈横野　恵〉

⑯人工延命治療（の中止）　人工延命治療とは，遷延性植物状態患者（PVS）や末期患者に対する人工呼吸器，人工透析，栄養・水分補給などによる生命

維持を目的とした治療のことをいう。また，その中止とは，人工呼吸器などの生命維持装置の取外しにより，回復の見込みのない患者の生命を短縮させる行為のことをいう。この根拠として，患者の自己決定権の尊重と医師の治療義務の限界が挙げられる。近代医学の発展により，感染症による死亡者数が激減し，平均寿命も延びたことで，現代では，治療の見込みのない慢性疾患の占める割合が増え，とくに，がんなどの悪性新生物の罹患者数も増加している。今や，このような病に冒され，従来生存が不可能であった患者が生命維持のための十分な治療を受けられるようになった。その一方で，その治療は多大な肉体的かつ精神的な苦痛を伴うことも多く，その中止が問題となる。とくに，リビング・ウィルなどにより本人の事前の意思が明確な場合とそうではない場合の取扱いである。前者の場合，その意思が法的に有効かどうか，後者の場合，家族などによって，本人の意思を推定できるか，それが不可能ならば本人の最善の利益を考慮した代行判断が可能か否かといった問題が生じる。　　　　　　　　〈神坂亮一〉

⓷ 人工呼吸器

人工呼吸器とは，呼吸不全（肺・胸郭系または呼吸中枢の異常のために，十分な酸素の摂取および炭素ガスの排出が不可能になった状態）の患者に対して，その肺の換気を部分的に補助，場合によっては，全面的に当該患者に代行することにより，肺の正常なガス交換の維持を図ることを目的とした装置のことをいう。これは，肺を治療する効果が期待できるものではなく，あくまでも換気の補助・維持，酸素化の補助・維持，呼吸仕事量の軽減を行う役割を担うにすぎない。この装置の歴史は古く，1832年に，Dalzielがタンクのなかに身体を入れ，そこで陰陽圧の変化を作ることにより換気を補助する「鉄の肺（iron lung）」を発表したといわれている。その後，1929年に，Drinkerらによって，タンク式（陰圧式）人工呼吸器がポリオ患者に用いられた。1950年代になると，「鉄の肺」の使用が減少し，気管挿管を用いた陽圧式人工呼吸器が使われるようになった。現在では，マスクを利用した非侵襲的陽圧換気が行われるようになり，気管挿管タイプ以外のものも発達している。　　　　　　　　〈神坂亮一〉

⓸ 人工授精

人工授精とは，男性に不妊原因がある場合に，夫または第三者の精子を女性の排卵の時期に合わせて子宮内に注入する方法のことをいう。夫の精子を用いる場合をAIH（配偶者間人工授精），第三者の精子を用いる場合をAID（非配偶者間人工授精）という。この技術の歴史は古く，イギリスでは1793年，アメリカでは1866年に行われた。わが国でも，1949年に慶應義塾大学においてはじめてAIDの子が誕生した。通常，性交不能，精子の運動が微弱である場

合には，AIH が有効とされ，重症の乏精子症や無精子症の場合には，AID が必要とされる。この技術は体外受精に比べて，はるかに容易で副作用も少ないといわれている。AIH はあまり問題はないとされていたが，近年，凍結保存された夫の精子をその死後に人工授精し，懐胎・出生した子の母親による認知請求が問題とされた事案が現れた。また，AID は夫の同意を前提とするものの，その親子関係においては，母親との間では嫡出推定（民772条1項）が働くが，父親との間では精子提供者が第三者であるために，子の法的地位が不安定になる場合もありうる。とくに，同意なき AID の場合，夫は嫡出否認の訴え，親子関係不存在確認の訴えができる。なお，精子提供者の認知は認められないとされるが，その子の出自(しゅつじ)を知る権利の保障が問題となる。　　　　　　　　〈神坂亮一〉

❶❶❾ 人工生殖(じんこうせいしょく)

人工生殖とは，人工授精や体外受精のように人為的に子の出生を可能にする行為のことをいう。これは，リプロダクティブ・ライツに基づくものである。とくに，子に恵まれないカップルにとっては大きな福音をもたらすが，生命の人為的操作を意味するために，そこには，倫理的法的社会的問題（ELSI）を生じることが多い。人工生殖には，女性の子宮内に人為的に精子を注入する人工授精と卵を取り出して体外で受精させ，できた胚を培養したのちに子宮に戻す体外受精（IVF-ET）がある。前者は，男性に不妊原因がある場合で，配偶者間人工授精（AIH）と非配偶者間人工授精（AID）とに分かれる。後者には，排卵した卵子を精子とともに卵管に移植する配偶子卵管内移植（GIFT），受精を確認した段階で移植する前期核移植（PNT）があるが，現在では，受精5-6日目の胚細胞の段階で移植する胚盤胞移植（BT）が増加している。とくに，乏精子症や精子無力症等の場合には，体外受精の際に顕微鏡下で精子を卵子内に導入する顕微授精もある。現在ではピペットを用いて1匹の精子を卵細胞質内に注入する ICSI が主流である。また，女性に不妊原因がある場合には，卵子提供による体外受精や（人工授精型あるいは体外受精型）代理母という方式も存在する（借り卵・借り腹）。　　　　　　〈神坂亮一〉

❶❷⓪ 侵襲(しんしゅう)

侵襲とは，外科手術などの人の身体・健康に必然的に干渉する治療行為（医的侵襲行為）のことをいう。この行為は，医師以外は行うことはできない（医師17条）が，その性質上，危険を伴うものであり，傷害罪（刑204条）を構成する。しかし，病気の治療や将来の病気の予防といった客観的優越利益があることから，刑法上，正当業務行為（刑35条）として許容されている。ただし，当該行為も患者の同意を得ずに行われた場合，たとえ成功したとしても，専断的治療

行為として，傷害罪（刑204条）を構成しうる。古くは，ドイツの骨ガン判決では傷害罪，アメリカでは暴行罪（assault and battery）にあたるとされた。また，過失により患者を死傷させれば，医療過誤となり，刑事上は，業務上過失致死傷罪（刑211条1項）として刑事責任を，一方，民事上は債務不履行（民415条）および不法行為（民709条）による損害賠償責任を負うことになる。〈神坂亮一〉

⑫¹ 身上監護権 身上監護権とは，親権者または未成年後見人が子を一人前の社会人に育てるために行使する監護・教育をする権利・義務（民820条・857条）を指し，財産管理権（民824条）と並ぶ親権の一内容のことをいう。監護とは，肉体的な成育を，一方，教育とは，精神的な向上を図ることを意味し，それらは密接不可分であるとされる。その具体的内容については，親権者が指定した場所に，子の居所を定める居所指定権（民821条），親権者が必要な範囲でその子を懲戒し，場合によっては家庭裁判所の許可により，子を懲戒場に入れることができる懲戒権（民822条）が規定されている。なお，子に対して職業を営む許可を与える職業許可権（民823条1項）も身上監護権であるとする見解も有力である。ただし，このような親権も絶対的なものではなく，それを濫用し，または著しく不行跡であるときは，家庭裁判所は子の親族または検察官の請求に基づき，親権の喪失を宣告できる（民834条）。逆に，親権の喪失の原因が消滅したときは，家庭裁判所は本人またはその親族の請求に基づきその喪失の宣告を取り消すことができる（民836条）。〈神坂亮一〉

⑫² 心神喪失・耗弱 心神喪失とは，精神障害により善悪の判断ができない状態のことをいい，心神耗弱とは，それが著しく不十分な状態のことをいう。前者は，責任能力が欠ける（責任無能力）ために刑罰を科されない（刑39条1項）。後者は，責任能力はあるが，著しく低い（限定責任能力）ために刑が軽減される（刑39条2項）。両者の基準について，判例・通説は，生物学的要件（継続的または一時的な精神の障害）と心理学的要件（弁識・制御能力）を併用する混合的方法をとる。また，この判断は，病歴，犯行当時の病状，犯行前の生活態度，犯行の動機・態様，犯行後の病状などを総合的に勘案することによって行われるとされる。ただし，これは，法律上の判断であり，裁判官は必ずしも医師などの鑑定に拘束される必要はないとされる。民法上は，精神障害により，事理弁識能力を欠く常況にある場合には，後見開始の審判（民7条）が，また，それが著しく不十分な場合には，保佐開始の審判（民11条）が家庭裁判所で行われる（制限行為能力者）。なお，「精神上の障害により自己の行為の責任を弁識する能力

に欠く状態」で他者に損害を与えた場合には，原則的には損害賠償責任を負わない（民713条）。〈神坂亮一〉

(123) 心神喪失者等医療観察法（しんしんそうしつしゃとういりょうかんさつほう）

心神喪失者等医療観察法とは，「心神喪失等の状態で重大な他害行為を行った者に対し，その適切な処遇を決定するための手続等を定めることにより，継続的かつ適切な医療並びにその確保のために必要な観察及び指導を行うことによって，その病状の改善及びこれに伴う同様の行為の再発の防止を図り，もってその社会復帰を促進することを目的」（1条1項）として2003年に公布された法律のことをいう。対象行為は，殺人・放火・強盗・強姦・強制わいせつ・傷害である（2条2項）。本法成立前は心神喪失等で無罪・不起訴になった者については，医的判断のみでその処遇が決定されていたので様々な問題があった。そこで，本法では，被疑者が心神喪失等を理由として，不起訴または無罪および刑の減軽があった場合に，検察官は社会復帰を目的とした医療の実施を地方裁判所に申し立て（33条），それを受け，当該裁判所は，鑑定のための入院措置（鑑定入院命令）を講じ（34条），裁判官と精神保健審判員各1名ずつの合議体による審判（11条）により，その処遇（入院あるいは通院）を決定する（42条）。その決定には，いわゆる精神保健福祉法の措置入院（精神29条）とは異なり，医療者以外に裁判官が関与しているのが特徴的である。その後，入院が決定された場合には，指定入院医療機関（16-18条）において，適切な医療を受けることになる。〈神坂亮一〉

(124) 人体実験（じんたいじっけん）

人体実験とは，新たな科学的知識を獲得するために試みられる身体への干渉行為のことをいう。それは，たとえば，新たな治療ないし手術の研究開発・試行段階，あるいは新薬の研究開発・試供段階で，さらに広い意味では胎児研究，ヒト胚を用いた研究，遺伝子操作といった最先端の生物医学的研究や行動心理学ないし社会科学上の観察においても行われる。ただ，治療行為と人体実験の区別が難しい中間領域をどう扱うかといった問題がある。そこで，人体実験を分類することも必要になる（軍事的・政策的人体実験，研究本位的人体実験，治療的実験・臨床試験）。いずれにせよ，それは，人間の身体への必然的干渉を伴うものが多いために，被験者に対する十分なインフォームド・コンセントを得ることはもちろん，様々な人権に配慮する必要がある。ナチス医師らによる絶滅収容所での凄惨な生体実験の反省から，いわゆるニュルンベルク綱領（1947年）で被験者の自発的同意の必要性が確認され，さらに，ジュネーブ宣言（1948年），国際医の倫理綱領（1949年）へと続き，こうした流れのなかでヘルシンキ宣言（1964年）が採択され，1966年には，

世界人権宣言B規約7条においても，何人も自由な同意なしに医学的または科学的実験を受けないことが明文化された。また，アメリカでは，ベルモント・レポート（1979年）のなかで被験者保護の重要性が謳われた。このような経緯で，人体実験における被験者保護（とくに，被験者の自発的同意）という概念が確立されたといえる。今後は，人体実験（あるいは臨床試験）に対するさらなる法的・倫理的なコントロールが模索される必要がある。

〈神坂亮一〉

125 信頼の原則

信頼の原則とは，被害者または第三者が適切な行動をとることを信頼するのが相当である場合には，仮にそれらの者が不適切な行動をとったことで，結果として法益が侵害されたとしても，それに対して過失責任を問われないという過失犯の成立を否定する原則のことをいう。そもそも，信頼の原則は交通事故判例において確立したが，責任の分配という観点から，その適用範囲は拡大する傾向にあり，チーム医療や企業活動においても認められるようになってきた（監督者責任の限定）。とくに，チーム医療において適用された，いわゆる北大電気メス事件判決では，看護師の過失を肯定したが，その作業を信頼したことにつき，「無理からぬもの」としたうえで執刀医の過失責任を否定した。ただし，千葉大採血ミス事件判決では，信頼の原則を適用せずに，担当医師の過失が肯定されている。

〈神坂亮一〉

126 診療契約

診療契約とは，患者医師関係を法的見地から構成したものであり，その法的性質について判例・通説は，準委任契約としている。そのため，医師が診断・治療・説明などの医療行為を行うに際しては，自己に対するのと同一の注意では足りず，善管注意義務，すなわち専門家としての高度な注意義務を求められる（民644条）。もっとも，医師には応召義務（医師19条）が課されていることなどから，患者医師関係は，無名契約であるとか，事実行為に基づく関係であるなどの見解がある。診療契約の当事者は，原則として患者本人と医師である。患者本人が制限行為能力者の場合には患者本人が法定代理人の同意を得て，また，患者本人に意思能力がない場合には法定代理人により契約が締結される。医療者側当事者は，個人的な開業医の場合には医師本人が当事者であるが，組織体である病院の場合には病院が契約当事者となり，各医師は履行補助者となる。

〈長谷川義仁〉

127 診療の補助

診療の補助とは，医行為の一部について補助することをいう。本来的には医師が行うべき医行為の一部について「医師の指示に基づく」という条件を付したうえで，看護師，保健師，助産師，歯科衛生士，臨床検査技師，理学

療法士，作業療法士，視能訓練士，臨床工学技士，義肢装具士，言語聴覚士，救急救命士などに許容される業務である。具体的には，身体的侵襲の比較的軽微なものから，採血，静脈注射，点滴，医療機器の操作，処置など多岐にわたる。看護師の業務に関していえば，本来的な業務である療養上の世話を絶対的看護行為，診療の補助として行える行為を相対的医行為（相対的看護行為）として区分することができるが，看護師の1つの業務が療養上の世話と診療の補助という二面性を有することは否定できない。看護師の診療の補助の範囲は，今後の医療機器の進歩や医療体制の複雑化・専門化に伴い拡大が予想される。　　　　　〈長谷川義仁〉

⓬⓴ 診療報酬(しんりょうほうしゅう)

診療報酬とは，医療行為等の対価として支払われる報酬のことをいう。保険診療では，被保険者およびその扶養家族が保険者が指定する保健医療機関で診療を受けたときに，保健医療機関が診療報酬明細書を社会保険診療報酬支払基金または国民健康保険団体連合会に提出し，その算定により保険者（国・保険組合・保険会社等）が保険医療機関に診療報酬を支払う。診療行為は厚生労働大臣が中央社会保険料協議会に諮問して答申を得て厚生労働省告示として定められた診療報酬点数に基づいて点数評価され，診療に要する費用から患者の一部負担金を控除した額が診療報酬として支払われる。保健医療機関が提出した診療報酬明細書は，社会保険診療報酬審査会または国民健康保険診療報酬審査会により審査され，適正でないものについては減点または増点の査定が行われる。査定に不服がある保健医療機関は，再審査の請求ができる。なお，自由診療では，診療報酬は診療報酬点数表に既定されず，患者が全額を負担する。　〈長谷川義仁〉

⓬⓴ 診療録(しんりょうろく)(の作成・保存(さくせい・ほぞん))

診療録とは，いわゆる「カルテ（電子カルテを含む）」のことをいう。特定の患者個人に関する診療記録という意味が含まれる。狭義では医師に作成が義務づけられる診療録（医師24条1項）のことをいい，診療に関する経過を記録したものを指す。広義では診療に関する諸記録（医療21条9号・22条2号・22条の23号）のことをいい，病院日誌，各診療日誌，処方箋，手術記録，看護記録，検査所見記録，エックス線写真，入院患者および外来患者の数を明らかにする帳簿ならびに入院診療計画書を指す。医師は，診療を受けた者の住所・氏名・性別および年齢，病名および主要症状，治療方法（処方および処置），診療の年月日を診療録に記載しなければならず（医師法施行規則23条），病院または診療所の管理者，医師は診療録を5年間保存しなければならない（医師24条2項）。また，病院は，診療に関する諸記録を2年間保存しなければならない（医療21条1

❶㉚スモン事件 スモン事件とは，医師が処方した整腸剤キノホルムを服用してスモンに罹患した被害者（原告）が製薬会社と国を相手に訴訟を提起した後，1979年に原告団と国・製薬会社との間で確認書が締結されて和解となった薬害事件のことをいう。本件では，疫学的因果関係の観点からキノホルム服用とスモンとの因果関係を認めたうえで，被害者との直接の契約関係のない製薬会社には，「スモンとの関連性を推認しうる何らかの神経障害」が予見可能であるのにキノホルム製剤の適応症の拡大，宣伝，販売等を行ったことに結果回避義務違反を認定して不法行為責任（民709条）を認容した。また，薬事法上，国民に対して医薬品に関する安全性を確保する義務を負う国には，規制権限不行使につき注意義務違反を認定（裁量権収縮論）して国家賠償責任（国賠1条1項）を認容した。なお，現在では，製造物責任法により医薬品に「欠陥」が証明されれば製薬会社の損害賠償責任が認められる。 〈長谷川義仁〉

❶㉛精子提供(者) 精子提供（者）とは，有償もしくは無償で自身の精液を提供すること（または者）をいう。多くは，精子バンクと呼ばれる施設を通じて精子が提供される。厚生科学審議会の「生殖補助医療技術に関する専門委員会」報告書（2000年）は，近親婚防止等の観点から，提供者1名当たりの出生数を10名までに制限する。提供された精子は，非配偶者間人工授精（AID）により子を設けるために用いられる。生まれた子の法的地位については，夫の同意があるAIDの場合，父子関係は推定されるが（民772条），AIDに夫の同意がない場合には，夫の嫡出否認の訴えの提起により父子関係は否定される。また，精子提供者が，生まれた子を自分の子とする認知請求をなしうるかについては，これを否定する見解が学説上多数である。なお，生まれた子自身が自分の出自を知る権利を有するかについては，精子提供者のプライバシー保護とのバランスをどうとるのかで見解が対立する。 〈長谷川義仁〉

❶㉜生殖補助医療 生殖補助医療とは，配偶子（精子・卵子）を人為的な操作を加えることで受精させることをいう。日本においては，体外受精または顕微授精の方法による受精卵（胚）を胚移植により子宮内に移して着床させる方法が一般的に行われる。受精とは，精子が卵子に進入し，細胞が融合するまでの過程全体を指すのに対し，授精とは，卵子または生殖器に精子を注入する行為を指す。生殖補助医療により，不妊の夫婦が子を得ることができるようになったが，そのあり方に関する法的規制が必要となった。そこで，厚労省の生殖補助医療部会による報告書（2000年および2003年）は，①生まれてくる子の

福祉の優先，②人をもっぱら生殖の手段として扱うことの禁止，③安全性の配慮，④優生思想の排除，⑤商業主義の排除，⑥人間の尊厳を守ることを確認し，法務省の親子法部会も中間試案（2003年）を出し，日本学術会議による報告（2008年）もまとめられたが，いまだ立法化には至っていない。

〈長谷川義仁〉

133 精神医療審査会

精神医療審査会とは，精神障害者の人権に配慮しつつ，その適正な医療および保護を確保する観点から都道府県に設置される合議体のことをいう（精神12条）。合議体委員構成は，医療委員2名以上，法律委員1名以上，その他学識委員1名以上から成る。その業務は，①精神科病院の管理者から医療保護入院の届出，措置入院患者および医療保護入院患者の定期病状報告があったときは，その入院の必要性に関する審査（精神38条の3），ならびに②精神病院に入院中の者またはその保護者から退院請求または処遇改善請求があったときに，その入院の必要性またはその処遇の妥当性に関する審査（精神38条の5）を行い，その結果を都道府県知事に通知することである。都道府県知事は，その審査結果に基づき，その入院が不必要と認められた者を退院させ，また精神病院の管理者に対しその者を退院させることを命ずることとなる。

〈長谷川義仁〉

134 精神科医療・精神科病院

精神科医療とは，精神疾患を抱える人を対象とする診療科目のことをいう。また，精神科病院には，外来のみの診療を行う診療所，入院施設を備える精神科病院，総合病院の一部門としての精神科の診療形態がある。入院施設のある病院の場合，開放病棟と閉鎖病棟がある。精神保健福祉法により，①任意入院のほかに患者本人の意思によらない強制入院（措置入院，緊急措置入院，医療保護入院，応急入院）制度（精神29条以下），②保護者制度（精神20条），③入院患者の行動制限（精神36条）などが規定されている。精神科医療の性格は，時代とともに保護から治療へと変化し，現在では開放化が急速に進展した。そのため，患者の権利の保護のために，精神保健指定医による入院等の必要性の判定（精神19条の4）・処遇の適切性の報告（精神37条の2），精神医療審査会による入退院等の必要性の審査（精神38条の3・5），入院患者・保護者による退院・処遇改善請求（精神38条の4）等の仕組みが用意されている。〈長谷川義仁〉

135 精神保健福祉法

精神保健福祉法とは，精神保健及び精神障害者福祉に関する法律のことをいう。同法は，精神障害者の医療および保護を行い，その社会復帰の促進およびその自立と社会経済活動への参加の促進のために必要な援助を

行い,ならびに精神障害の発生の予防その他国民の精神的健康の保持および増進に努めることを目的とする。日本の精神科医療法制は,1900年の精神病者監護法に始まり,社会防衛の目的から私宅監置を合法化した。1919年には精神障害者の治療と保護を目的に精神病院法が公立精神病院設置を定めたが,いわゆる座敷牢からの精神障害者の解放は実現しなかった。戦後,私宅監置を廃止し,都道府県の精神病院設置義務と強制入院制度(措置入院や同意入院)を定めた精神衛生法が1950年に制定されたが,閉鎖的・収容的なあり方の解消のため,1987年に人権保護と精神科医療の開放化を目的に精神保健法として改正(その後1993年に一部改正)され,1995年改正で現名称となった。 〈長谷川義仁〉

⓫ 生体移植(せいたいいしょく)

生体移植とは,生体間の臓器移植のことをいう。わが国の移植医療においては,死体移植よりも生体移植が一般化している。生体移植は,「人の死はいつか」についての問題に答えなくてよいこと,および死体移植に比べて生着率が高いというメリットがある反面,健康なドナーの身体を傷つけて臓器を摘出することから,その正当化根拠(とくにドナーの意思の任意性)が問題となる。生体移植は,刑法上は傷害罪に該当し(刑204条),民法上は不法行為(民709条)が成立しうる行為であるが,違法とはされないと考えられてきた理由は,①医術的正当性を含む,移植の社会的相当性,②ドナーのインフォームド・コンセントにあると考えられている。なお,2006年に発生した病気腎移植事件を契機として,生体移植に関する臓器移植法ガイドラインが改正され,臨床研究に関する指針に則って行われる臨床研究以外には,病腎移植を行ってはならないこととなった。〈永水裕子〉

⓬ 正当業務行為(せいとうぎょうむこうい)

正当業務行為とは,刑法35条により違法性阻却事由とされている社会生活上反復・継続して行う事務のことをいう。正当な業務による正当な行為についてのみ違法性が阻却されるというだけで,その内容は明らかではない。正当業務行為として問題となるもののひとつに治療行為がある。治療行為が正当業務行為として違法性を阻却されるのは,患者の身体への侵襲が患者の生命・健康の維持・増進をもたらす行為であり,患者の意思に基づいて行われるからである。一般には,①治療行為が患者の生命・身体の維持・増進にとって必要であるという,医学的適応性の存在,②治療行為が医学上承認された医療技術に従って行われるという,医術的正当性の存在,③患者の同意の存在が,適法化の要件であると考えられている。なかでも,患者の同意がもっとも中心的な要素であり,判断能力のある患者の意思に反する医療行為は正当化されないと考えられている。

〈永水裕子〉

138 性同一性障害（せいどういつせいしょうがい）

性同一性障害とは、身体の性と自分が心理的に認識している性が異なることをいう。戸籍上の性別表記の変更を可能にした「性同一性障害者の性別の取扱いの特例に関する法律」は、2003年に制定・翌年施行されたが、性別変更の要件として、①20歳以上であること、②現に婚姻をしていないこと、③現に未成年の子がいないこと（2008年に「子」から「未成年の子」に改正）、④⑤外観の形成を伴う性別適合手術を受けていること（性同一性障害3条1項）を充たす必要がある。しかし、たとえば、④⑤については、様々な理由により手術できない人がいるため、このような規制はすべきでないという批判もある。なお、女性から男性へと性別変更をした人が、婚姻後に提供精子を利用して子をもうけたが、出生届の父親欄の記載が認められなかったことが報道され、性同一性障害者が生殖補助医療により子をもうけた場合の戸籍上の扱いをどうするかが今後の検討課題として浮かび上がってきた。

〈永水裕子〉

139 成年後見制度（せいねんこうけんせいど）

成年後見制度とは、高齢社会への対応および障害者福祉充実の観点から、判断能力の不十分な高齢者や障害者にとって利用しやすい柔軟な制度を設計し、自己決定の尊重、残存能力の活用、ノーマライゼーション等の新しい理念と従来の本人保護の理念との調和を図ったものであり、法定後見と任意後見からなる制度のことをいう。法定後見は、家庭裁判所の審判によって開始されるが、本人の判断能力の程度に応じて、①後見類型、②保佐類型、③補助類型の3類型に分かれている。成年後見人の任務は、被後見人の療養看護等に関する事務を行うことであり、医療への同意権限はないとされているが、診療契約に関する代理権があること等から、一定の範囲で認めるべきだという見解も有力である。なお、任意後見とは、本人に判断能力がある間に、将来判断能力が不十分になった場合のために、自己の療養看護や財産管理に関する事務について受任者に代理権を付与する委任契約を結んでおくものである。

〈永水裕子〉

140 生命科学（せいめいかがく）

生命科学とは、従来の生物学に化学、物理学、医学、薬学、農学および水産学を融合した分子生物学等の学問のことをいう。ライフサイエンスともいう。生命科学は、人間の細胞の内部からその生命の仕組みを解明しようとするものであり、その成果は医療に応用されるようになった。生命科学のなかでもっとも驚くべきものがゲノム科学である。ヒトゲノムの研究から得られる情報により、人の様々な生命現象を明らかにすることができるため、ヒトゲノムは人の生命の設計図とも呼ばれる。このようなゲノム科学を中心とした生命科学は、人の健康と福祉に大きく貢献する反面、

研究対象として使うのが人体またはその一部であり、人の組織・細胞や遺伝子がもたらす情報であることから、研究対象者の人権やプライバシーが損なわれる危険性があるだけではなく、人の生命の操作が行われる可能性も否定できないことから、人間の尊厳そのものが損なわれる危険性もある。そこで、生命科学が適切に発展していくための行動規範としての生命倫理が重要となってくる。　　　　　　　〈永水裕子〉

❶生命の発生（せいめいはっせい）

生命の発生とは、人の場合、科学的には、受精（卵子と精子の結合）に始まることをいう。受精卵は細胞分裂を繰り返し、受精後約7日から10日で、胚（受精卵が数回細胞分裂を繰り返した状態）は子宮内膜に着床する。1970年代に人工妊娠中絶がいつまで、どのような根拠により正当化されるかをめぐって、生命の発生時期がいつかが激しく争われてきたが、その後、体外受精（余剰胚の扱い）や胚の研究などとの関連でも議論がなされるようになってきた。この問題が激しい議論の対象となるのは、人の生命には特別な道徳的価値があり、人の生命を奪うことは重大な悪だからである。生命の発生時期について、受精のときとする見解もあるが、受精したからといって必ずしも人にはならないことから、受精後一定の時期を経てはじめて人間の生命が発生するという見解もある（着床のとき、胎動のとき、苦痛の感覚をもつようになる時期、母体外で生存可能になる時期など）。　　　　　　　〈永水裕子〉

❷生命倫理（せいめいりんり）

生命倫理とは、バイオエシックス（バイオ（生命）とエシックス（倫理）の合成語。人口増加や天然資源の浪費により生態系が危機に瀕し人類滅亡の可能性もあることから、1970年代にアメリカのポッターにより、人類がこの危機を克服して生き残るための科学として提案された。）の訳であり、生命科学の発展に伴って出てくる倫理的問題について、学際的に、様々な方法論を用いて研究を行う学問およびその実践のことをいう。生命倫理の扱う領域は広範にわたり、終末期医療、生殖補助医療、人工妊娠中絶、遺伝に関する問題、臓器移植、クローンやES細胞研究、人由来物質、環境問題など、人の生命にかかわる問題を扱っている。生命倫理に関する問題を検討する際には、①自律性尊重の原則、②無危害の原則、③慈恵（善行）の原則、④正義（公平）の原則、という4つの基本的倫理原則を考慮すべきであるという考え方が提唱され、わが国においても有効な枠組みとして機能してきた。　〈永水裕子〉

❸世界医師会（せかいいしかい）

世界医師会とは、世界の医師を代表した国際的な連合体のことをいう。各国医師会を会員としている。創設は1947年であり、日本医師会は1951年に加入した。世界医師会は、「医学教育・医学・医術および医の倫理における国際

水準をできるだけ高め，また世界のすべての人々を対象にしたヘルスケアの実現に努めながら人類に奉仕すること」を目的としており，医の倫理にかかわる多数の文書を総会において採択してきたが，文書のなかでもっとも重みをもつのが宣言（declaration）である。世界医師会の宣言は，各国医師会がそれぞれの国の実情に合った医師の行動規範を策定するための指針となることを目的としており，法的な拘束力はないが，各国の医療界に与える影響は少なくないと考えられている。世界医師会の宣言のなかで最も有名で影響力があるのは，ヒトを対象とする医学研究の倫理原則を述べたヘルシンキ宣言である。また，患者の権利に関するリスボン宣言も有名である。

〈永水裕子〉

❶❹❹ 説明義務（せつめいぎむ）

説明義務とは，医療行為に先だって，医師が患者に対して治療の内容やリスク等について説明をする義務のことをいう。説明義務を果たさずに治療を実施した場合，患者の状態が改善しても，医師は説明義務違反を理由として損害賠償義務を負うことがある。それは，治療等の結果を最終的に引き受ける立場にある患者には，自らの身体・生命について決定する権利があるからである。最高裁も，近年，患者の自己決定権を尊重する方向に変化してきている。東大医科研病院事件においては，最高裁は，患者が，宗教上の理由で輸血拒否の意思を有していることを医師側が知っている場合には，病院の方針を説明したうえで，手術を受けるか否かについての意思決定をさせるべきであったとした。また，乳房温存療法事件では，患者がその療法の適応である可能性があり，それに強い関心を有していることを医師が知った場合等には，未確立の治療法についても説明する義務が医師にあるとしている。

〈永水裕子〉

❶❹❺ 遷延性植物状態（せんえんせいしょくぶつじょうたい）（PVS）

遷延性植物状態（persistent or permanent vegetative state＝PVS）とは，遷延性意識障害とも呼ばれるが，日本脳神経外科学会の定義によれば，①自力移動不可能，②自力摂取不可能，③尿失禁状態，④意味のある発語不可能，⑤簡単な命令には応じることもあるが，それ以上の意思疎通は不可能，⑥眼球は物を追っても認識はできない，という6項目を充たす状態になり，種々の治療をしてもほとんど改善がみられないまま満3か月以上経過した状態のことをいう。PVSは，脳幹機能は失われていない点で脳死とは異なる。PVSになっても死は切迫しておらず，本人に意識はないが，人間としての尊厳を損なわずに死を迎えさせるために，延命治療の差控えや中止が許されるかが問題とされ，アメリカでは，カレン・クィンラン事件等多くの裁判例がある。わが国では，PVS患者等の痰の吸引や経管栄養等を介護職員にも認

めるべきかという問題もあり，現在厚労省で検討がなされている。

〈永水裕子〉

⓯選択的妊娠中絶

選択的妊娠中絶とは，胎児の障害を理由とした人工妊娠中絶のことをいう。人工妊娠中絶については，刑法212条以下の規定によって，人為的に胎児の生命を奪う行為は原則として堕胎罪の適用を受けるが，その例外として，母体保護法が一定の条件のもとに合法的な人工妊娠中絶の要件を定めている。すなわち，①妊娠の継続または分娩が身体的または経済的理由により母体の健康を著しく害するおそれがある場合，または②暴行もしくは脅迫によりまたは抵抗もしくは拒絶することができない間に姦淫された妊娠した場合に，本人と配偶者の同意を得て，母体保護指定医が人工妊娠中絶を行うことができるとしている（母体保護14条）。現実には，出生前診断の結果による胎児の障害の可能性を直接の理由としながらも，母体保護法の規定が胎児の障害を直接的な理由としていないため，法的には①の理由を緩やかに解釈し，人工妊娠中絶が実施されているといわれる。

〈宮下　毅〉

⓱専断的治療行為

専断的治療行為とは，医師によって行われた医療行為に医学的適応性があり，その用いられた治療方法および手段が現代医学的に見て妥当性を有しているが，患者の有効な同意が得られていない医療行為のことをいう。治療行為が適法とされるための要件としては，①医師により実施されること，②医学的適応性を有していること，③医療行為の方法としての相当性を有していること，④患者が同意していること，が挙げられる。専断的治療行為は，患者の同意を欠くものである。そのため，専断的治療行為は適法な治療行為とは見なされず，医師の説明義務の問題として，民事責任の対象となる場合がある。ただし，措置入院など一部の精神医療および感染症予防のための強制入院などの場合は，同意は不要とされる。

〈宮下　毅〉

⓲措置入院

措置入院とは，都道府県知事が指定する2名以上の精神保健指定医の診察の結果が一致して，精神障害者であること，および医療および保護のために入院させなければその精神障害のために自身を傷つけまたは他人に害を及ぼすおそれ（自傷他害のおそれ）があることが認められる場合に，本人の同意を必要とせず，都道府県知事がその精神障害者を国等の設置した精神科病院または指定病院に入院させる制度のことをいう（精神29条）。精神保健福祉法の規定する精神科病院への入院形態の1つであり，都道府県知事の行政処分として実施される。入院措置の解除については，自傷他害のおそれがないと認められるに至ったときは，都道府県知事が直ちにその者を退院させなければならない

としている（精神29条の4）。なお，2名以上の精神保健指定医の診察ができない場合に，1人の指定医の診察によって72時間以内に限って入院させる制度を「緊急措置入院」という。

〈宮下　毅〉

⓴損害賠償　損害賠償とは，債務不履行ないし不法行為などの一定の事由に基づいて損害が生じた場合に，その損害を金銭の給付その他の方法で塡補して損害がなかったのと同じ状態にする民事上の制度のことをいう。医療行為に起因する損害賠償は，主に医療過誤の賠償責任として論じられる。損害賠償の主な根拠は，債務不履行と不法行為である。債務不履行とは，その債務の本旨に従った履行をしない債務者に，債権者がそれによって生じた損害の賠償を請求することができることをいう（民415条）。医療側の説明義務違反等の場合に，医療者側が医療契約の本旨に従った医療の提供を行わなかったとして，患者側がそのことから生じた損害を医療者側に請求することがこれに当たる。不法行為とは，故意または過失によって他人の権利または法律上保護される利益を侵害した者が，これによって生じた損害を賠償する責任を負うことをいう（民715条）。手術・投薬ミスなどの場合に，患者側が医療者側に損害の賠償を請求することがこれに当たる。

〈宮下　毅〉

⓵尊厳死　尊厳死（death with dignity）とは，回復の見込みのない末期状態の患者に対して，人間としての尊厳を害しない形で，延命治療を行わないことで，あるいは開始した延命治療を中止することによって死を迎えさせることをいう。安楽死が直接に死の結果を要求するのに対して，尊厳死は，本人が望まない（あるいは望まないであろう）人為的な生命維持治療を差し控えることを要求し，その結果として「自然な死」を迎えることを受け入れる。その意味で，尊厳死は，自然死（natural death）ともいわれる。本人が生前に延命治療を拒否する意思を表明する場合には，リビングウィル（生前発効遺言）など事前の指示（advanced directives）の有効性が問題となり，そのような意思を表明していない場合には，本人意思の推定，代行意思決定の可否などが問題となる。また，医師など医療を提供する側から見ると，治療義務の限界の問題を生じさせる。

〈宮下　毅〉

⓶臓器移植法　臓器移植法とは，1997年に制定され，2009年に改正された，死体からの移植の目的での臓器摘出および臓器売買の禁止等について定める「臓器の移植に関する法律」（平成9年7月16日法律第104号）のことをいう。一部臓器に関しては1979年の「角膜及び腎臓の移植に関する法律」（昭和54年法律第63号）が先行するが，それを廃止し，心

臓，肺，肝臓，腎臓などの内臓および眼球の移植に必要な事項および臓器売買の禁止等の移植術の適切な実施に関する事項を規定する法律として制定された。1997年法は，ドナーが臓器を提供する意思および脳死判定に従う意思を生前に書面で表示し，遺族が提供を拒まない場合，その臓器を摘出できると規定する。2009年改正法は，さらにドナーの意思が不明な場合には，家族が臓器の提供および脳死判定に従うことを書面で承諾するとき，その臓器を摘出できるとした。臓器提供年齢の制限もなくなった。また，新たに，親族に対し臓器を優先的に提供する意思を書面により表示できることとした。

〈宮下　毅〉

152 臓器提供意思

臓器提供意思とは，臓器移植のために自己の臓器を提供する意思のことをいう。死体からの移植目的での臓器摘出について，旧臓器移植法（1997年）は，ドナーが生存中に自己の臓器を移植術に使用されるために提供する意思をドナーカード等の書面により表示するとしている。同法のガイドラインは，民法上の遺言可能年齢等を参考として，15歳以上の者の意思表示を有効なものとして取り扱うこととした。したがって，15歳未満の者はドナーとなることができなかった。現行の臓器移植法（2009年）は，ドナーの意思が不明の場合（有効な意思表示ができない場合を含む）に，遺族による臓器摘出の承諾も認めている。一方，生体間臓器移植については，法律上の定めはなく，事実上，家族間の提供と移植が行われている。この場合，臓器提供意思はドナーの自己に対する危険性の十分な理解に基づく自発的な同意であり，そのためには，この事柄を判断する個別具体的な意思能力が必要となる。

〈宮下　毅〉

153 退院請求

退院請求とは，精神科病院に入院中の者またはその保護者が，都道府県知事に対して，入院中の者を退院させること，または精神科病院の管理者にその者を退院させることを命じることを求める請求のことをいう（精神38条の4）。精神病院に入院する患者の権利を擁護する仕組みの1つである。退院請求がなされた場合，精神医療審査会がその入院患者について入院の必要があるかどうかを審査し，その結果を都道府県知事に通知する。都道府県知事は，この精神医療審査会の審査の結果に基づき，入院が必要でないと認められた場合には，入院患者を退院させ，またはその精神科病院の管理者に対しその入院患者を退院させることを命じなければならない。また，これらの手続については，精神病院への入院時（任意入院，措置入院，緊急措置入院，医療保護入院，応急入院）に患者に対し書面で知らせなければならない。

〈宮下　毅〉

154 体外受精 体外受精（in vitro fertilization＝IVF）とは、通常は体内で行われる受精を、卵巣または輸卵管からとり出した未受精卵を精子と混和して、体外で受精させることをいう。生殖補助医療の１つとして利用されている。不妊治療として行われる場合には、受精後、胚（受精卵が分裂した状態）を子宮内に移植すること（embryo transplantation＝ET）を含むため、体外受精・胚移植（IVF-ET）ともいわれる。そのため、両者の概念を含む用語としても用いられる場合がある。当初は、実験段階を経た後、家畜の育種の手段として用いられてきた。ヒトに対しては、女性側の原因による不妊症に対する治療として実施され、1978年にイギリスで最初の体外受精児が誕生している。

〈宮下　毅〉

155 代行意思決定 代行意思決定（proxy decision-making）とは、延命治療の差控えなど一定の医療行為に関する決定について、本人が事前に意思を表明していない場合に、第三者が本人に代わって意思決定を行うことをいう。代行判断（substituted judgment）と表現される場合もある。本人がリビングウィルなど一定の書面あるいは口頭で意思を表明している場合は、本人の自己決定の問題あるいは本人意思の推定の問題として考えることも可能である（ただし、これらに法的効力を与える立法はなされていない）。他方、本人が事前に意思を表明していない場合、医療における意思決定の代行を認めるか否か、認めるとしたら誰が代行意思決定者となるのかについては、議論が分かれている。成年後見制度においても、治療行為などの事実行為や遺言・婚姻などの身分行為に関する同意は本人だけが決定できる（一身専属的）事項であるとして、代行はできないと考えられている。

〈宮下　毅〉

156 代行判断 代行判断とは、医療上の決定（判断）を自ら行うことのできない者に代わって、「本人ならばどのように考えたか」を基準に、本人に代わりうる他者が決定（判断）することをいう。一般に、患者が未成熟な未成年者（通常15歳未満程度とされる）・精神障害者・高齢認知症患者であるため判断能力が十分でない場合、または昏睡・意識喪失状態であるため意思表明ができない場合に、医療を実施または中止・拒絶するために、多くは家族の１人または全員によって行われる。代行判断は、代行意思決定や代行決定と同義であり、代諾ともほぼ同義であって、問題状況を共有している。

〈村山淳子〉

157 胎児研究 胎児研究とは、生きているもしくは死亡した胎児を用いて行う医学研究のことをいう。生きている胎児を用いた医学研究に対する法規制は、まだない。妊娠４か月以上の死亡胎児は、死体解剖保存

法に基づき，死体として扱われ，遺族の同意のもとで，死因究明のための解剖と，研究利用のための保存が許される。妊娠4か月未満の死亡胎児は，廃棄物処理法により，医療廃棄物として扱われ，同法に則って廃棄されねばならない。近年，再生医療（主に移植医療の領域で，機能を失った細胞，組織，または臓器を再生させる医療）の発達により，従来の胎児そのものの研究に加え，胎児細胞を研究資源や医薬品などの治療材料として利用する可能性が開かれ，法規制の対応が急がれている。現行薬事法では，生物を原料とする生物由来製品の取扱いを，主として安全性の観点から規制している。

〈村山淳子〉

158 胎児診断（たいじしんだん）

胎児診断とは，妊娠中の母体から絨毛や羊水に含まれる胎児の細胞を採取して，胎児の染色体の異常や遺伝性疾患を診断することをいう。胎児診断自体を直接規制する法律は存在しないが，胎児診断に基づく人工妊娠中絶は刑法の堕胎罪と緊張関係にある。胎児診断がどこまで許容され，または（先立つ説明も含め）義務づけられるのか，そして胎児の障害を理由とした人工妊娠中絶が堕胎罪との関係で許されるかどうか，議論の途上である。そこでは，障害者差別の懸念の一方で，女性の「性と生殖に関する自己決定権」も主張される。なお，主に海外では，望まない障害児の出生に対して両親が損害賠償を請求するロングフル・バース訴訟，障害児自身が訴えるロングフル・ライフ訴訟が提起されている。

〈村山淳子〉

159 代諾（だいだく）

代諾とは，自ら承諾をすることのできない者に代わって，代諾権者が承諾することをいう。広く一般的に用いられる言葉であるが，とくに医事法の世界では，インフォームド・コンセントにおける承諾（同意）を代わって行う意味で用いられる。代諾権者は，本人の意思を把握・代弁し，その利益を擁護しうる立場にある者（患者の監護につき権利および義務を負う者）であるとされる。代諾については，その是非，法的根拠，代諾権者の範囲など，法的な議論の途上である。ほぼ同義の言葉として，代行意思決定，代行判断があり，問題状況を共有している。

〈村山淳子〉

160 代理懐胎・代理出産（だいりかいたい・だいりしゅっさん）

代理懐胎（代理出産）とは，①妻以外の別の女性に夫の精子を注入して人工授精を行い懐胎させること（サロゲイト型），または②夫の精子と妻もしくは第三者の卵子を体外受精させた胚を，妻以外の別の女性の子宮に移殖して出産させること（ホスト型）をいう。サロゲイト型では，懐胎・出産した母と子の間に生物学上の母子関係が存在するが，ホスト型では，懐胎・出産した母と子の間に生物学上の母子関係が存在しないため，法律関係が難しくなる。いずれも，それ自体の倫理的問題と，その結果生ま

れた子の家族関係をどうするかの両面から（両者は別問題とされる）議論されている。子を授かる利益，生命への介入の倫理的問題，女性は子を生むべきとする社会的差別，遺伝上の親を知る権利も含む子の福祉が言及される。最高裁は，サロゲイト型・ホスト型いずれも，依頼主と子との間に親子関係を認めていない。 〈村山淳子〉

⓰ 多因子疾患・単一遺伝子疾患

多因子疾患とは，糖尿病，骨粗鬆症，心臓病のように，複数の遺伝子と環境的要因から起こる疾患のことをいう。これに対して，単一遺伝子疾患とは，ハンチントン舞踏病や筋ジストロフィーのように，単一の遺伝子により起こる疾患のことをいう。多因子疾患は，遺伝子検査による未来の予見可能性が低い。これに対して，単一遺伝子疾患は，発症のはるか前に，出生前でも予測可能である。そのため，治療方法のない単一遺伝子疾患の告知については，本人の「知らないでいる権利」に配慮し，慎重さが求められている。「ヒトゲノム・遺伝子解析研究に関する倫理指針」（ゲノム指針）では，単一遺伝子疾患の遺伝情報の本人開示にあたっては，医学的または精神的な影響等を十分考慮し，必要に応じて遺伝カウンセリングの機会を提供しなければならないとされている。 〈村山淳子〉

⓱ ダウン症

ダウン症とは，染色体の異常により，知能障害や一部に先天性合併症をも含む，複数の特徴的症状を呈する症候群のことをいう。イギリスの医師ラングトン・ダウンがはじめて発表したことから，ダウン症（ダウン症候群）と命名された。妊婦の羊水検査により，出生前診断が可能である。母親の年齢が40歳に達すると，発生頻度が1％を超えるため，胎児診断の適応があるとされ，一般に医療現場ではダウン症のリスクについて妊婦への説明を行っている。

〈村山淳子〉

⓲ 堕胎（罪）

堕胎とは，自然な分娩期より前に，胎児を母体から人為的に分離して排出させることをいう。堕胎罪とは，妊婦本人または第三者が堕胎を行った場合に，刑法212〜216条に基づき，処罰の対象とする犯罪類型のことをいう。母体保護法は，母体外生命保続不能時期（最終月経初日から起算して22週未満）に，以下の2つの適応事由のいずれかに該当する場合には，本人および配偶者の同意を得て，指定医が人工妊娠中絶を行うことを許容している。すなわち，①「妊娠の継続又は分娩が身体的又は経済的理由により母体の健康を著しく害するおそれのあるもの」（母体保護14条1項1号）と②「暴行若しくは脅迫によって又は抵抗若しくは拒絶することができない間に姦淫されて妊娠したもの」（母体保護14条1項2号）である。胎児の障害を理由に人工妊娠中絶が許されるかどうかが問題となってい

るが，実際上，①の適用を広く解釈することで人工妊娠中絶が行われている。

〈村山淳子〉

164 チーム医療（いりょう）
チーム医療とは，具体的な医療について，複数の医療者がチームを形成して行う医療のあり方をいう。同一診療科の複数の医師が関与する場合，外科，内科，麻酔科といった複数の診療科にわたる医師が関与する場合，または看護師，薬剤師，レントゲン技師，理学療法士など医師以外の医療者が関与する場合などがある。近年，医療の分業化・組織化が進み，病院ではチーム医療が一般的なものとなっている。また，多施設にわたるチーム医療も行われている。チーム医療において医療事故が発生した場合，個別の具体的担当者の責任の立証が困難，あるいは医療の実態に即した責任分配ができないという法的な問題がある。そのため，組織上の過失，過失の競合，あるいは信頼の原則などの解釈論を使って，立証軽減や合理的な責任分配が図られている。

〈村山淳子〉

165 治験（ちけん）
治験とは，薬事法上，新薬の製造販売の承認のために届出をしたうえで実施される，人間を対象とした医薬品の臨床試験のことをいう。治験は薬事法，および「医薬品の臨床試験の実施の基準に関する省令」（GCP）の規制のもとで行われる。GCPは，国際的な倫理基準である「ヘルシンキ宣言」の遵守を原則としている。治験は，動物を用いた前臨床試験の後，次の3段階の順を追って行なわれる。第1相（フェーズ1）で，副作用の強い抗癌剤などを除き，健康で自ら志願した少数の被験者に対し，新薬の安全性と薬理作用を確認する。第2相（フェーズ2）で，200人以内の限定された数の患者に対し，新薬の有効性と相対的な安全性を証明する。第3相（フェーズ3）で，一定数の患者群と対照群に対し，治験計画（プロトコール）に基づいて比較試験を行う。

〈村山淳子〉

166 嫡出子（ちゃくしゅつし）
嫡出子とは，法律婚による夫婦を父母として生まれた子のことをいう。婚姻成立の日から200日後または婚姻解消もしくは取消しの日から300日以内に生まれた子は，婚姻中に懐胎した嫡出子と推定される（民772条）。嫡出でない子（非嫡出子）について，父子関係は任意認知（民779条）または強制認知（民787条）により生じるが，最高裁によると母子関係は，認知を必要とせず，分娩の事実により当然に発生する。判例は，非配偶者間人工授精（AID）に同意していた夫は，生まれた子の父となり嫡出推定が及ぶとする。凍結保存された精子を用いた死後生殖の事例において，最高裁は，法律上の親子関係は認められないとして認知請求等を否定した。代理懐胎により生まれた子の出生届を，嫡出関係がないことを理由として区が受理しなかった事件において，最高裁

は，出産した女性を母とする解釈を維持して母子関係の成立を否定した。

〈本田まり〉

❶❻❼注意義務

注意義務とは，ある行為をするにあたり一定の注意を払う義務のことをいう。注意義務違反は過失となる。判例では，医業従事者には「最善の注意義務」が課され，注意義務の基準は「診療当時のいわゆる臨床医学の実践における医療水準」であるとされる。医療水準は，全国一律に絶対的な基準として解されるものではなく，「当該医療機関の性格，所在地域の医療環境の特性等の諸般の事情を考慮」して決すべきものである。また，医療水準は規範であって医療慣行とは必ずしも一致せず，「医療慣行に従った医療行為を行ったからといって，医療水準に従った注意義務を尽くしたと直ちにいうことはできない」とされる。注意義務は，結果予見義務と結果回避義務からなる。薬害エイズ事件の帝京大ルート東京地裁判決においては，血友病専門医の結果回避義務違反は認められず，また，ミドリ十字ルートと厚生省ルートの各最高裁決定では，製薬会社の幹部らおよび元厚生省生物製剤課長に，業務上の注意義務に違反した過失が認められた。

〈本田まり〉

❶❻❽治療拒否

治療拒否とは，患者自身が治療を拒否すること，および同意能力のない子に対する治療を親が拒否することをいう。本人による治療拒否は，自己決定権として尊重されるべきという傾向がある。「エホバの証人」信者による輸血拒否は，人格権として尊重されるという最高裁判決を契機に，各医療機関は，マニュアル策定および免責証明書または輸血同意書の取得等で対応している。親による治療拒否は，医療ネグレクトに該当する可能性がある（児童虐待2条3項）。2008年，日本麻酔科学会等の医療関連5学会からなる合同委員会は，15歳および18歳という年齢ならびに自己決定能力を基準として，本人および／または親による拒否により輸血を行うかどうかを決めるガイドラインとフローチャートを公表した。カレン・クィンラン事件では，娘の人工呼吸器を外すことを求めた父による治療拒否が，1976年のニュージャージー州の最高裁判決により認められた。

〈本田まり〉

❶❻❾治療行為

治療行為とは，人の傷病を治癒または軽快させるための行為をいう。治療行為には，資格（免許）をもつ医師等が医学に基づき行う医療行為（医行為）と，資格をもたない者が歴史的・伝統的な経験則に基づき行う，いわゆる民間療法（狭義の医業類似行為）とがある（広義の医業類似行為は，資格をもつ者による，あん摩，マッサージ，指圧，はり，きゅう，または柔道整復を含む）。医療行為の適法化要件（医学的適応性，医術的正当性および患者の同意）を充

たしていれば，違法性は阻却される。患者の同意がない侵襲行為は，専断的治療行為として傷害罪（刑204条）を構成する。臨床試験も，医術的正当性を欠くという点で，本来の治療行為とは異なる。治療行為の中止においては，患者の意思表示またはその推定的意思の認定が必要となる。本人の判断能力が十分でない場合の一例として，精神科医療における同意の扱いも慎重さを要する。 〈本田まり〉

⓱治療的クローニング

治療的クローニングとは，難病治療のために，除核未受精卵に患者の体細胞核を移植してクローン胚を作成し，ES 細胞を樹立することをいう。再生医療では ES 細胞を分化させて患者に移植するが，拒絶反応の問題があるため，患者由来の遺伝子を有する ES 細胞を樹立する。人クローン個体の作製（生殖クローニング）は禁止されている（クローン1条・3条）が，治療的クローン胚の作成（治療的クローニング）は，総合科学技術会議による「ヒト胚の取扱いに関する基本的考え方」（2004年）で許容された。すなわち，研究目的での人クローン胚の作成・利用は原則として認められないが，科学的合理性および社会的妥当性を条件として例外的に認められる。取扱期間は，原始線条形成前までに限られる。黄禹錫の ES 細胞捏造事件（2005年）により，治療的クローニングによる ES 細胞樹立に関する研究が世界的に停滞した。

〈本田まり〉

⓱同意殺人

同意殺人とは，人の承諾（同意）を得て，その人を殺害する行為をいう。刑法においては承諾殺人罪（同意殺人罪）として，人を教唆または幇助して自殺させる自殺関与罪，および人の嘱託を受けてその人を殺害する嘱託殺人罪とともに規定されている（刑202条）。これらの罪は，6月以上7年以下の懲役または禁錮の刑に処せられる。未遂も処罰される（刑203条）。患者の同意（自己決定権）によってすべてが決まるわけではなく，患者の生命に対する侵襲を伴う行為は，同意殺人罪として処罰の対象となる。たとえば，苦痛緩和の副作用として生命を短縮する間接的安楽死，苦痛からの解放を目的として生命を断つ積極的安楽死，または延命治療が苦痛をもたらす場合にそれを中止する消極的安楽死は，自然の死期に先立ち生命を短縮する行為であり，殺人罪（刑199条）または同意殺人罪に該当する可能性がある。 〈本田まり〉

⓲同意入院

同意入院とは，精神障害者と診断され入院が必要と認められた場合に，本人の同意がなくても保護義務者の同意により，精神病院の長が入院させることができる制度のことをいう（精神衛生法33条）。現在は「医療保護入院」といわれる（精神33条1項）。1950年の精神衛生法では，措置入院，同意入院およ

び仮入院という強制的な入院しか規定されておらず、本人の意思による入院は規定されていなかった。1987年に改正された精神保健法では、本人の意思による入院が「任意入院」として新設され、保護義務者の同意による入院は「医療保護入院」として名称が変更された。この背景には、「同意入院」は強制ではなく自由意思による入院であるという誤解を与えていたことがある。判例は、同意入院の制度は、病識や判断能力のない本人の利益をより厚く保護しようとしたものであり合憲としているが、学説上は争いがある。

〈本田まり〉

❼❸同意能力

同意能力とは、医療に必要な判断能力のことをいう。判例では、自己の状態、医療行為の意義・内容および危険性の程度につき認識できる能力とされる。医療における未成年者の同意は、子どもの意見表明権（児童約12条）に基づきアセントとして尊重される。精神障害者については、原則として後見人または保佐人、配偶者、親権者および扶養義務者が保護者となる（精神20条）。これらの者がいないか義務を行うことができないときは、本人の居住地または現在地を管轄する市町村長（特別区の長を含む）が保護者となる（精神21条）。医療における同意能力と行為能力は異なる。民法では、未成年者が法律行為をするには法定代理人の同意を得なければならないとされ（民5条）、精神上の障害により事理弁識能力が不十分な者についても同様である（民13条・17条）。未成年者が婚姻する場合も、父母の同意が必要である（民737条）。

〈本田まり〉

❼❹東海大学病院事件

東海大学病院事件とは、医師による積極的安楽死の正当性が問われた事件のことをいう。本件では、家族の依頼に基づき患者を死亡させた医師が、殺人罪（刑199条）で起訴され有罪となった（懲役2年・執行猶予2年）。判決では、医師による積極的安楽死が許容されるための4要件として、①患者が耐えがたい肉体的苦痛に苦しんでいること、②死が避けられず、その死期が迫っていること、③肉体的苦痛を除去・緩和するために方法を尽くし他に代替手段がないこと、④生命の短縮を承諾する患者の明示の意思表示があること、が挙げられた。傍論では治療行為の中止について、自己決定権と治療義務の限界を根拠に許容されると述べられている。その要件は、①回復不能な末期状態にあること、②中止を求める患者の意思表示が存在するか、その推定的意思を認定できること、③すべての措置が中止の対象となること、とされた。

〈本田まり〉

❼❺統合失調症

統合失調症とは、知覚、思考内容、思考過程の障害（幻覚と妄想）が特徴となるほか、他人や外界に対する関心がまったく失われて引きこもり、過度

に自分の精神世界にとらわれる精神疾患群のことをいう。明治時代にドイツ語の Schizophrenie が「精神分裂病」と訳されたが，2002年，日本精神神経学会総会により，英語の schizophrenia に対する訳語が「統合失調症」へと変更された。治療では，抗精神病薬，リハビリテーション，地域支援活動および心理療法が中心となる。副作用が少ない新しい抗精神病薬も開発されている。自傷他害行為の原因となり，判例では，病院の注意義務または安全配慮義務，および家族の監督義務等が認められている。自傷他害の危険性がある場合，服薬を管理するためにも入院が必要とされるが，社会復帰を目的とする精神科医療の理念とどう折合いをつけるかが課題となる。〈本田まり〉

⓱⓺届出義務　届出義務とは，医事法上は，医師法21条に定める異状死体の届出義務のことをいう。すなわち，「医師は，死体又は妊娠4月以上の死産児を検案して異状があると認めたときは，24時間以内に所轄警察署に届け出なければならない」と定められている。検案とは，死亡事実（死因や死亡時刻など）を医学的に確認することである。医師の異状死体届出とその後の検案は，日本の異状死体取扱制度の第一段階のプロセスであるが，少なからぬ問題点が指摘されている。第1に，医師の間で届け出るべき異状死についての合意（定義）がなく，法医学会と臨床系学会の間で争いがある。第2に，欧米諸国では全死亡の20〜40％が異状死体として届け出られるのに対し，日本では10％前後にすぎない。これは，日本は異状死体が少ない安全な社会であることを意味するのか。第3に，届出のあった死体に異状があるか否かの判断を専門の医師（法医学者など）が行っていない。
〈一家綱邦〉

⓱⓻ドナー　ドナーとは，臓器，組織（皮膚や角膜など），血液，精子，卵子などを提供する者のことをいう。ドナーという言葉で最も容易に想起されるのは，臓器移植医療におけるドナーのことであろうが，それは死体ドナーと生体ドナーに分かれる。死体ドナーからの臓器移植術については，臓器移植法が定め，心臓死と脳死の場合に分かれる。心臓死の場合には，ドナーの心臓が停止して摘出を行うので，提供できるものは角膜や腎臓に限られる。これに対して，脳死の場合には，心臓や肺など心臓死ドナーが提供できない臓器も対象になる。ドナーの提供意思表示は，一般にドナー・カードを通じて行う。他方，生体ドナーの場合には，生者の身体からその一部を摘出するので，本人の身体的利益にならない。したがって，生体ドナーからの移植について，臓器移植法の運用指針（ガイドライン）は，やむをえない場合の例外的な実施を認める。だが，日本においては，死体臓器移植より生体臓器移植の実施数が多い。〈一家綱邦〉

178 都立広尾病院事件

都立広尾病院事件とは、1999年に同病院の看護師2名が消毒液を点滴の薬液と取り違えて患者が死亡したことに端を発し、最高裁にまで判断が委ねられた事件のことをいう。死体を検案した主治医と病院長は警察に異状死の届出をせずに事件の隠蔽を図った。医事法上の最大のポイントもそこにある。すなわち、医師法21条が、自己（またはその指導下にある者）の過誤で患者を死亡させ、その患者を自ら検案した医師に異状死の届出義務を課すことは、憲法38条1項が「何人も、自己に不利益な供述を強要されない」として保障する自己負罪拒否特権に反するかが争点になった。最高裁は、医師法21条の届出義務は警察が犯罪捜査の端緒を得ること、被害の拡大防止措置をとることを容易にする目的があり、人命を預かる医師が担う大きな社会的責務である旨の判断をした。当時、医療過誤やその事実を隠蔽する病院の体質が厳しく問題視される風潮が広がり始め、注目を集めた事件である。

〈一家綱邦〉

179 日本医師会

日本医師会とは、日本の医師を構成員とする専門職集団であり医学学術団体（公益法人）のことをいう。会員数は約16万6千人（開業医が約8万5千人、勤務医が約8万1千人）で、日本の全医師の約6割が加入する。逆にいえば、医師会に加盟しなくても医師として活動できる。下部組織として、47都道府県医師会と約920の郡市区医師会がある。初代会長は細菌学者の北里柴三郎である。医師会の掲げる目標は、医道の高揚、医学および医術の発達ならびに公衆衛生の向上を図り、社会福祉を増進することとされる。また、活動事業としては、医師の生涯研修、地域医療の推進発展および保険医療の充実に関する事項などがある。医師の利益を守ることが日本の医療のためになるという信念のもとに政治的活動を活発に行ってきた側面もある。その意味で有名なのは11代会長の武見太郎であり、診療報酬の引上げを狙って保険医総辞退・全国一斉休診という強硬策をとった。

〈一家綱邦〉

180 ニュルンベルク裁判（原則）

ニュルンベルク裁判（原則）とは、第2次大戦中のナチスの非人道的な人体実験を戦後に裁いた裁判と、その裁判が示した人を対象にした医学研究（実験）の際に守るべき以下に要約する10の倫理的原則のことをいう。①被験者の自発的同意が必要不可欠である。②実験は社会的善の結果を生み、他の手段で代替可能、不必要なものでない。③実験は動物実験等により実施を正当化する結果が予測される。④実験は不必要な肉体的・精神的苦痛を伴わない。⑤死亡や回復不能な障害が生じるおそれがある場合、実験は禁止される。⑥実験の危険の程度は、その社会的貢献

を超えない。⑦被験者の障害や死亡を防ぐため，適切な設備を整える。⑧実験は科学的資格のある者が行い，最高の技術と注意を要する。⑨被験者には実験中止の自由がある。⑩実験が被験者に障害等を与える疑念が生じた場合には，責任者は実験を中止する。この原則は，後続の倫理的諸原則の出発点としての意義が大きい。　〈一家綱邦〉

181 任意入院（にんいにゅういん）　任意入院とは，精神保健福祉法22条の3が定める，精神障害者本人の同意に基づいて行われる精神科病院への入院のことをいう。同法は1995年に精神保健法が改正された法律であるが，任意入院に該当する制度は1988年以降の精神保健法のもとでも存在した。換言すれば，1987年以前には，入院のために精神障害者本人の同意を必要とせず，家族の同意に基づく同意入院，医師の診察と地方公共団体の長の命令に基づく措置入院の制度があるだけであった。このように制度が大きく変わったのは，1984年に発覚したいわゆる宇都宮病院事件（職員の暴力によって入院患者が死亡した事件）を契機に，わが国の障害者の人権を軽視する風潮が国際的に問題とされたことによる。任意入院によって入院した精神障害者が退院の申出をした場合には，任意に退院できることが原則である。　〈一家綱邦〉

182 人間の尊厳（にんげんのそんげん）　人間の尊厳とは，哲学者カントが「道徳形而上学原論」において述べたように，単に他者を利己的目的のための手段としてのみ用いることを禁じることである。人間の尊厳は，医事法および生命倫理における重要な原則，概念である。また，ドイツは，第2次世界大戦の非人道的な戦争犯罪の反省から，ドイツ基本法（憲法）1条において人間の尊厳を不可侵なもの，人権とは別の法原理として定める。そこには，個別の人間に対する尊厳と，類としての人間の尊厳という2つの意味が込められている。したがって，人間の尊厳が医事法上の問題になるのは，人間の尊厳を認めて保護する対象の範囲，権利行使できない人間の保護である。たとえば，不妊治療の過程で体外受精により作成した余剰胚の廃棄または研究利用，出生前診断で異常の見つかった胎児の妊娠中絶，同意能力のない患者の医学研究への参加，クローン人間の作製などの是非が問われる。　〈一家綱邦〉

183 妊娠中絶（にんしんちゅうぜつ）　妊娠中絶とは，「胎児が，母体外において，生命を保続することのできない時期に，人工的に，胎児及びその附属物を母体外に排出することをいう」（母体保護2条2項）。その時期区分によって，流産（妊娠22週未満の中絶）と死産（妊娠12週以降の死亡した児の出産）ともいう。わが国の大原則としては，胎児と妊婦の生命・身体を害する行為は刑法212条以下により堕胎罪として処罰される。その原則の例外として，母体保護法が一定要件を充たした

人工妊娠中絶を合法なものとして容認する。その要件とは、妊娠の継続・分娩が身体的・経済的理由により母体の健康を著しく害するおそれがあるか、暴行・脅迫によって抵抗・拒絶できない間に姦淫され妊娠したか、いずれかの場合に、配偶者の同意を得て、母体保護法の指定の医師が中絶を行うことである。母体保護法の存在によって、多くの倫理的問題が未解決のまま中絶が行われ、法的には堕胎罪が適用されるケースはきわめて稀である。

〈一家綱邦〉

❶❽❹脳死（のうし）

脳死とは、脳が不可逆的に（一時的ではなく永続的に）機能停止した状態のことをいう。脳はいくつかの重要な部分に分かれるが、そのすべての部分の機能が停止する状態である。かつては全脳のうち呼吸を司る脳幹の機能が失われれば、呼吸停止に至り、その者は死亡するしかなかった（心停止した）。だが、全脳の機能が失われても、人工呼吸器の開発によって呼吸を代替することで、脳以外の身体を生かすことが可能になった。その状態の者を生かすこと、治療を施すことについて生命倫理的な問題が生じるのである。つまり、脳死とは医学的な状態を指すにとどまり、それが社会における人の死かということについては議論がある。実は、人の死とは何かについて定める法律はわが国にはなく、臓器移植法に従って、脳死・臓器移植のドナーの場合にのみ、脳死は人の死であるとされる。

〈一家綱邦〉

❶❽❺脳死判定（のうしはんてい）

脳死判定とは、ある者が脳死状態（脳の不可逆的な機能停止）にあるか否かの医学的判定のことをいう。現在わが国で脳死した者の身体から臓器を摘出する場合の脳死判定基準として用いられているものは、1985年に厚生省が採用したいわゆる「竹内基準」である。それは、器質的脳障害により深昏睡・無呼吸状態にあり、原因が分かっていて回復の見込みがないことが前提条件である。除外対象は、6歳未満の小児（小児については別途判定基準を定める）と脳死に類似する状態（急性薬毒物中毒、低体温、代謝・内分泌障害）にある者である。この条件を充たす者に、深昏睡、瞳孔の散大と固定、脳幹反射の消失、平坦脳波、自発呼吸の消失を、専門医2名以上が6時間以上の間隔を空けて2回確認する。この脳死・臓器移植のための判定を法的脳死判定というのに対し、終末期患者の治療方針決定のために用いる、自発的呼吸の消失の確認を除いた判定を臨床的脳死判定という。

〈一家綱邦〉

❶❽❻胚（はい）

胚（Embryo）とは、生物学的には、多細胞生物の個体発生初期にある細胞群のことをいう。文脈や生物種により、胚とされる期間が異なる。生物学的には、ヒトの場合、胚は、受精卵が分裂を始めおおよそ受精後9週までの胎児になるまでの間のものを指し、とくに着床までの胚を初

期胚と呼んでいる。他方，ヒト・クローン技術等規制法では，胚を，1つの「細胞（生殖細胞を除く。）又は細胞群であって，そのまま人又は動物の胎内において発生の過程を経ることにより」1つの「個体に成長する可能性のあるもののうち，胎盤の形成を開始する前のもの」と定義している。したがって，ヒト（受精）胚は，ヒトの精子とヒトの未受精卵の受精から，着床して胎盤の形成が開始されるまでのごく初期の発生段階のものとなる。また，体外で培養される場合には，子宮内にあるなら胎盤形成が開始されて胎児（胎芽）となるはずの時期（受精後7日目頃）を過ぎても胎盤が形成されないため，胚として扱うことになる。

〈久藤克子〉

❽胚性幹細胞

胚性幹細胞（Embryonic stem cells）とは，動物の発生初期段階である胚盤胞期の胚の一部に属する内部細胞塊より作られる幹細胞株のことをいう。英語の頭文字をとってES細胞とも呼ばれる。マウスES細胞は1981年に，ヒトES細胞は1998年に樹立された。神経細胞や血球細胞など様々な種類の細胞に分化する多能性と，高い増殖能力に特徴があり，万能細胞とも呼ばれる。病気や事故等で失われた細胞を補填し，組織を修復する再生医療へのヒトES細胞の応用が期待されている。その一方で，ヒト受精胚からヒトES細胞を作ることから，人の生命の萌芽である胚を滅失させる，あるいは配偶子への分化を通して個体の生成にも結び付きうるという生命倫理上の問題を有する。現在，研究におけるヒトES細胞の樹立と使用は，「ヒトES細胞の樹立及び分配に関する指針」と「ヒトES細胞の使用に関する指針（ES指針）」により規制され，余剰胚と人クローン胚について樹立と使用が認められているが，厳格な審査を必要とする。また，ES指針制定（2001年）時には，ヒトES細胞から生殖細胞を作ることは禁止されていたが，2010年5月20日の指針の改正により，生殖細胞の作成は容認され，作成された生殖細胞を用いたヒト胚の作成が禁止されることとなった。

〈久藤克子〉

❾胚研究

胚研究とは，動物胚，ヒト胚（ヒト受精胚や人クローン胚等）などの胚を扱う研究全般のことをいう。医療との関連では，動物のキメラ胚，ハイブリッド胚，クローン胚等を用いて，疾患の発症機序・治療法研究，再生医学研究，生殖補助医療研究などが行われているが，人クローン胚に関する研究は，クローン人間の産生につながる可能性がある。イギリスで1997年にクローン羊ドリーが誕生したと報告されたことにより，ヒト胚に関する議論が活発となり，法律や指針が整備された。2000年に制定されたヒト・クローン技術等規制法により，人クローン胚によるクローン人間の産生が禁止された。また，同法に

基づいた「特定胚の取扱いに関する指針」で人クローン胚の作成も禁止された。しかし、2004年にとりまとめられた「ヒト胚の取扱いに関する基本的考え方」において、人クローン胚からES細胞を作れば、体細胞の持ち主と同じ遺伝子の臓器や組織ができることが期待されることなどにより、人クローン胚作成・利用が研究目的に限定して容認された。それを受けて、2009年5月に指針が改正され、人クローン胚の作成・利用は研究目的に限定して可能となったが、厳格な審査を必要とする。　　　　　　　　　　〈久藤克子〉

❶❽❾胚移植（はいいしょく）

胚移植（Embryo Transfer＝ET）とは、体外受精で誕生した受精卵（胚）を子宮内に移植し、着床して妊娠することを期待する操作のことをいう。胚移植には、分割胚移植（新鮮胚移植）、胚盤胞移植、二段階胚移植の方法がある。分割胚移植は、分割を始めた受精卵（胚）を2～3日後に子宮内に戻す方法である。胚盤胞移植は、体外で5～6日間培養し胚盤胞の状態で移植する方法であり、着床しやすくなる。二段階胚移植は、分割胚移植と胚盤胞移植を組み合わせた方法であり、高い着床率が得られるが、多胎妊娠のリスクが高くなる。多胎妊娠のリスクを回避するために、日本生殖医学会や日本産科婦人科学会が、胚移植する受精卵の個数を制限している。胚移植による治療は保険の適応とならないが、助成金制度が設けられている。　　　　　　〈久藤克子〉

❶❾❿パターナリズム

パターナリズム（Paternalism）とは、親が子を保護するように、国家や団体や個人が保護的視点から個人の領域に介入することをいう。「父権主義」、「温情主義」とも呼ばれる。バイクのヘルメットの着用義務、車のシートベルトの着用義務などが、国家によるパターナリズムにあたる。J.S.ミルの自由主義的な功利主義の立場によると、ヘルメットを着用しなくても他人に危害を与えていないとして、国家の個人の自由への干渉は許されないことになる。また、パターナリズムを根拠とした処罰の行きすぎは個人の自由を脅かすとして警戒する見解もある。医療におけるパターナリズムは、医師主導型の医療、「おまかせ医療」などと呼ばれ、患者は医師を信頼して医師の裁量にすべてを任せるというものである。その考えの源はヒポクラテスの誓いにたどることができる。対極にあるのが、患者主導型の医療、インフォームド・コンセントなどである。患者主導型の医療においても、患者が精神障がい者などのように判断能力が十分ではないときには、一時的なパターナリズムは正当化できるとされている。
　　　　　　　　　　〈久藤克子〉

❶❾❶判断能力（はんだんのうりょく）

判断能力とは、物事を判断する能力のことをいう。判断する内容によって求められる能力は異なる。民法によれば、

契約を行うには，権利能力，意思能力，行為能力が必要とされる。他方，医療に関する判断能力は，契約のそれより低い能力で足りるとされる。判例は，いわゆる札幌ロボトミー事件において，「患者本人において自己の状態，当該医療行為の意義，内容，およびそれに伴う危険性の程度につき認識しうる程度の能力」を有する者は，精神障がい者あるいは未成年者であっても，医療行為についてその本人の承諾を必要としている。未成年者がいつから医療に関する判断能力を有するかという点について，年齢で判断能力が形成されるであろう時期を確定しようとする見解と，一律にボーダーラインとしての年齢を設定せずに各個人の判断能力を尊重しようとする見解がある。しかし，実務上，未成年者に医療行為がなされる際には親の承諾が必要で，未成年者の意思は法的拘束力のないインフォームド・アセントとして扱われることが多い。　　　　　　　　　〈久藤克子〉

ハンチントン病

ハンチントン病とは，脳内の線条体の細胞が失われることにより，舞踏病運動を主体とする不随意運動と精神症状，認知症の症状が引き起こされる慢性進行性神経変性疾患のことをいう。常染色体優性遺伝による。主として成人に発症するが，発症年齢は小児から老齢期にまで分布し，男女差はない。わが国の有病率は，人口10万人あたり0.5人で，欧米の約1/10である。家族歴，臨床像により臨床診断は可能であるが，遺伝子診断により確定診断が得られる。未発病者には原則として遺伝子診断は行われない。行われるに際して，研究者と家族による国際的な規模の議論に基づいた「WFN/IHA発症前遺伝子診断についてのガイドライン」が作成されている。確定診断のために遺伝子診断を実施する場合には，倫理的配慮と診断確定後ケアが重要である。現時点では根本的な治療法はなく，不随意運動，神経症症状などに対する薬物療法などの対症療法が行われる。慢性進行性に憎悪し，罹病期間は10〜20年である。特定疾患治療研究事業の対象疾患である。　　〈久藤克子〉

被害者救済

被害者救済とは，医療との関連では，病気の治療に使用した医薬品などにより，副作用や感染などの健康被害を受けた人を救済する制度，もしくは産科医療補償制度等の救済制度のことをいう。前者については，予防接種による健康被害が社会問題化したことにより，1976年に予防接種法に被害者の救済措置が定められたのが，わが国最初の健康被害救済制度である。そのほか，医薬品副作用被害救済制度，血液製剤に混入したHIVによる健康被害救済制度，生物由来製品感染等被害救済制度，特定フィブリノゲン製剤と特定血液凝固第IX因子製剤によるC型肝炎感染被害者を救済するための給付金の支給制度，新型インフルエンザ予防接種に

よる健康被害救済制度などがある。後者の産科医療補償制度は，2009年1月より開始された制度である。分娩に関連して発症した重度脳性麻痺児への補償機能と脳性麻痺の原因分析・再発防止の機能とを併せもつ制度であり，無過失補償の理念に基づいている。

〈久藤克子〉

⓫被害者の承諾（同意）

被害者の承諾（同意）とは，主に刑法で議論され，法益主体の有効な同意により，法益がその要保護性を失うため，犯罪の成立が否定される違法性阻却事由，あるいは構成要件該当性阻却事由のことをいう。つまり，客観的に犯罪となる行為に対して事前に被害者が承諾することにより，結果が発生したとしても犯罪は成立しない。しかし，まったく犯罪が成立しないわけではなく，被害者の承諾があったとしても，同意殺人罪（刑202条）や13歳未満の女子に対する強姦罪・強制わいせつ罪（刑176条・177条）などが成立する。医療との関連では，（積極的）安楽死が問題となる。いわゆる東海大学病院事件で示された医師による積極的安楽死を認める要件の1つとして，生命の短縮を承諾する患者の明示の意思表示があることが求められている。しかし，現在までのところ，安楽死を理由として無罪となったケースは存在しない。 〈久藤克子〉

⓬被験者

被験者とは，人体実験もしくは臨床研究等の対象となる人のことをいう。医療との関連では，治験と臨床試験に参加する人のことを指すときによく使われる。被験者の保護は，ニュルンベルク綱領に端を発す。ニュルンベルク裁判は第2次世界大戦時のナチスの人道に対する罪を裁いたが，裁判の大半は人体実験に関するものであった。その裁判の時点では，ヒトを対象とした研究に関する倫理基準を定めるものはなかったが，訴訟の一部として公表されたものが10項目からなるニュルンベルク綱領である。綱領の基本的要素は，自由意思，インフォームド・コンセント，不利益を受けることなく研究を離脱する権利などであり，綱領は1964年に世界医師会により制定されたヘルシンキ宣言につながっていった。現在，わが国では，「医薬品の臨床試験の実施の基準（GCP）」，「臨床研究に関する倫理指針」，「遺伝子治療臨床研究に関する指針」等により，被験者の権利の保護が行われている。 〈久藤克子〉

⓭ヒト・クローン技術等規制法

ヒト・クローン技術等規制法とは，人クローン個体やキメラ個体等の産生を禁止し，人クローン胚やヒト動物交雑胚等9種類の特定胚を用いた研究を規制することにより，「人の尊厳の保持，人の生命及び身体の安全の確保並びに社会秩序の維持」を目的とした法律のことをいう。1997年のクローン羊ドリーの誕生報告以後，クローン技術の人

への適用を法的に規制すべきとの議論が国内外で行われ、2000年11月に本法が成立した。同法により、人クローン胚やヒト動物交雑胚等の人または動物の胎内への移植が10年以下の懲役もしくは1千万円以下の罰金をもって禁止され、また、特定胚の研究利用を定めた「特定胚の取扱いに関する指針」や「ヒトに関するクローン技術等の規制に関する法律施行規則」が作成された。同法は、特定胚作成等の届出義務への違反や文部科学大臣による計画変更命令および措置命令への違反等も罰則をもって禁止しており、特定胚指針も法的拘束力をもつことになる。

〈石川友佳子〉

197 人クローン胚

人クローン胚とは、あらかじめ核を除いた未授精の卵子に成体からの体細胞核を移植することにより作成されるヒト胚のことをいう。人クローン個体産生の目的で人クローン胚を作成する「生殖クローニング」と、医療応用を目的として研究やES細胞樹立等のために人クローン胚を作成する「治療的クローニング」とに分けて論じられ、前者については、ヒトクローン技術等規制法が禁じている。後者は、人クローン個体産生へとつながるおそれがあること、人間の生命である胚を研究目的で作成・滅失することの是非や卵子提供者の保護など多くの問題を含むが、患者と同じ遺伝形質をもつ胚を作成できることから、ES細胞の樹立技術と結び付けることによって、免疫拒絶のない移植細胞を作り出し、理想に近い難病治療が期待できる。2009年5月、特定胚指針およびES指針が改正され、難病に対する再生医療研究のための人クローン胚の作成・利用が厳格な要件のもとで可能となった。

〈石川友佳子〉

198 ヒトゲノム

ヒトゲノムとは、ヒトの遺伝情報の総体のことをいう。人間がヒトゲノムのもつ情報に基づいて生命体を構成していることから、「人の生命の設計図」とも呼ばれる。「ヒトゲノム研究に関する基本原則」（科学技術会議生命倫理委員会）によると、ヒトゲノムは「人が人として存在することの生物学的基礎であって、また人が独自性と多様性をもっていることの根拠」であるが、人の姿、性格、生死まですべてがゲノムで決まるわけでなく（遺伝子決定論の排除）、環境等の影響によって遺伝子の発現が異なる。1990年に世界的規模で開始された「ヒトゲノム計画」は2003年4月にヒトゲノムの全遺伝情報の解読完了を宣言し、これ以後、とくに個人のゲノムの相違を研究することによって、体質や疾病の原因となる遺伝的要素の解明が進められている。このことにより、「オーダーメイド医療」、すなわち個々人に最適な治療法や予防法、副作用の少ない薬剤の選択等の実現が期待される。〈石川友佳子〉

199 ヒトゲノム・遺伝子解析研究に関する倫理指針

ヒトゲノム・遺伝子解析研究に関する倫理指針とは，すべてのヒトゲノム・遺伝子解析研究に適用され，研究現場で遵守されるべき倫理指針として，文部科学省・厚生労働省・経済産業省において2001年に策定され，「人間の尊厳及び人権が尊重され，社会の理解と協力を得て，研究の適正な推進が図られることを目的」とした指針のことをいう。ヒトゲノム研究は，疾病の予防や治療など医学への貢献が期待される一方で，遺伝的特徴に基づく差別など個人の尊厳が侵害される危険性も内包している。そこで，1997年には，ユネスコの「ヒトゲノム及び人権に関する世界宣言」がヒトゲノム研究におけるはじめての普遍的倫理指針として採択され，日本でも，2000年の「ヒトゲノム研究に関する基本原則」および本指針の作成に至った。本指針の基本事項として，インフォームド・コンセント，個人情報の保護の徹底，倫理審査委員会の審査・承認による研究の適正および研究の透明性の確保等が挙げられる。

〈石川友佳子〉

200 ヒト由来物質

ヒト由来物質とは，死体および生体から採取された臓器・組織・細胞等のことをいう。体性幹細胞やヒトES細胞も含まれ，治療，研究および教育において重要な医療用資源として使用される。しかし，これらには，人体から完全に切り離された物質とはいえ，単なる「物」として扱うことには多くの異論があり，その法的性質についての不明確さや，遺伝子解析技術の発展による個人情報保護の必要性など問題点も多い。使用に際しては，少なくとも，患者本人・遺族のインフォームド・コンセント，倫理審査委員会の承認および個人情報・ヒト由来物質の適正な管理が不可欠とされる。また，入手では，ヒト組織バンク等の存在意義も大きい。ヒト由来物質の使用規制として，主に，臓器移植法，死体解剖保存法，「ヒトES細胞の樹立及び使用に関する指針」，「ヒトゲノム・遺伝子解析研究に関する倫理指針」，「臨床研究に関する倫理指針」等があるが，包括的な利用規制はまだ存在しない。

〈石川友佳子〉

201 ヒポクラテスの誓い

ヒポクラテスの誓いとは，古代ギリシャの医師であるヒポクラテスの言辞が編纂された医師の倫理規範のことをいう。医神アポロンやギリシャの神々に対するヒポクラテスの誓いという形で記されている。現代においても，ヒポクラテスの精神を伝える「誓い」は医の倫理として意識され，1947年の世界医師会で採択された「ジュネーブ宣言」に受け継がれている。しかし，「誓い」のうち，とくに，自己の能力と判断のかぎり，患者の利益となる治療法を行い，有害な方

法はとらない，との内容を記した部分に対しては，パターナリズムに基づく専断的医療行為を許容するものであり，医師の説明義務や患者の自己決定権といったインフォームド・コンセントの概念を排除するとの批判がある。また，頼まれても，死をもたらす薬や堕胎用器具を与えない，との部分も，生命の尊厳を唱えたものであり，安楽死・尊厳死，人工妊娠中絶，そして脳死臓器移植などの場面でしばしば問題視される。　　　　　　　　〈石川友佳子〉

秘密漏示罪

秘密漏示罪とは，「医師，薬剤師，医薬品販売業者，助産師，弁護士，弁護人，公証人又はこれらの職にあった者が，正当な理由がないのに，その業務上取り扱ったことについて知り得た人の秘密を漏らした」ときに成立し，医師らの守秘義務を規定した犯罪のことをいう（刑134条1項）。これらの地位にない者であっても，特別法により秘密の漏示が処罰される場合がある。「秘密」とは，一般に知られていない事実であって，これを秘密にすることが本人の利益となるものをいい，医療情報に限定されず，また，個人情報保護法の「個人情報」と必ずしも一致するわけではない。秘密漏示の違法性を阻却する「正当な理由」として，①本人の承諾がある場合，②法律上の義務に基づく場合，③訴訟手続上の証人として証言する場合，④緊急避難にあたる場合，⑤チーム医療における情報の共有など，患者のプライバシー権との利益衡量により患者本人の利益となる場合等が考えられている。
〈石川友佳子〉

病気腎移植

病気腎移植とは，治療上の必要によりがん疾患等の患者から摘出された腎臓を，患部を切除もしくは修復したうえで，さらに重篤な腎疾患をもつ患者に移植することをいう。宇和島徳州会病院の万波医師ら「瀬戸内グループ」による病気腎移植が2006年に発覚したことから，様々な議論を呼んだ。腎臓移植が必要な患者数に対してドナー数がきわめて少ない現状を考慮すると，腎不全末期患者を救命するための最終手段として病気腎移植を支持する擁護論も存在するが，後の移植を控えた病気腎摘出の医学的妥当性，インフォームド・コンセントの適正さや病気腎移植の医学的妥当性などの判断には，問題点も多い。臓器移植法の運用に関する指針では，「現時点では医学的に妥当性がない」として病気腎移植を原則的に禁止するが，「臨床研究に関する倫理指針」に基づく臨床研究として行う途は残している。これを受けて，万波医師らは，2009年から臨床研究として病気腎移植を再開した。　〈石川友佳子〉

病理解剖

病理解剖とは，病死した患者の死因を解明し，診断や治療の適否などを検証するための解剖のことをいう。病理解剖は，臨床医にとって自己の治療方針を反省・

改善する契機となるだけでなく，医学研究・教育においても，症例検討や病変組織・細胞といった研究素材の提供など，医療の質の向上に大きな意義をもつ。病理解剖は，死体解剖保存法に基づき，解剖および遺体の一部の保存につき遺族の承諾を得たうえで，病理医により行われる。その後，病理医による病理解剖診断書の作成および臨床医と病理医合同での症例検討（臨床病理検討会：CPC）を経て，遺族への説明に至る。しかし，近年，病理解剖数の減少が問題視されており，遺族の医療への不信感や病理解剖への理解不足などが原因といわれている。2005年には，「診療行為に関連した死亡の調査分析モデル事業」が始まり，医療行為に関連した死亡につき，中立・専門的な第三者機関による死因究明や再発防止策の検討が行われている。

〈石川友佳子〉

205 副作用被害救済制度

副作用被害救済制度とは，医薬品が適正に使用された場合においても，副作用による重大な被害（疾病，障害，死亡）が生じたとき，被害者に対して医療費，医療手当，障害年金，障害児養育年金，遺族年金，遺族一時金および葬祭料の給付を行う制度のことをいう。薬害においては，民事（損害賠償）責任を問う場合，因果関係や医薬品の欠陥，さらに医薬品製造上の過失の有無など，被害者による立証が非常に困難であり，また，民事訴訟が解決に至るまで長期にわたる場合もあることから，本制度は，民事責任の有無に関係なく，被害者の迅速な救済を図ろうとするものである。本制度は，独立行政法人医薬品医療機器総合機構法によると，医薬品製造業者等が売上に応じて納付する拠出金などが原資となり，医薬品を不適正に使用した場合や製造業者等の民事責任が明らかな場合，また，抗がん剤など強い副作用が認識されている医薬品の場合などは，救済の対象とはならない。

〈石川友佳子〉

206 富士見産婦人科病院事件

富士見産婦人科病院事件とは，昭和49年から55年の間に，同病院の院長と医師5名が，看護婦，准看護婦の資格がない者の超音波検査等に基づき，慎重な検討なく子宮筋腫等と診断し，手術の適応が認められない患者に手術に同意させ，子宮，卵巣という重要な臓器の摘出を行った事件のことをいう。刑事事件では，同病院院長と医師らは傷害罪については不起訴とされたが，院長は，無資格者に診療の補助行為を行わせたとして保健婦助産婦看護婦法（当時）違反等で立件され，有罪が確定した。民事事件では，患者らが不法行為に基づく損害賠償を求め，医師側敗訴の民事判決が確定している。行政処分では，院長について保健婦助産婦看護婦法違反として医業停止6月の行政処分が行われ，さらに，民事判決確

定後，元院長について免許取消処分が行われ，刑事責任を問われなかった医師らにも2年から6月の医業停止等の行政処分が行われた。　〈千葉華月〉

❷⓻不妊手術（ふにんしゅじゅつ）

不妊手術とは，部分的卵管切除手術や精管結紮切断手術等により生殖腺を除去することなく不妊または生殖を不能にする手術のことをいう。母体保護法3条では，妊娠または分娩が，母体の生命に危険を及ぼすおそれのある成人に対して本人の同意および配偶者がある場合にその同意を得て，不妊手術を行うことができる，と定められている。同法に改正される前の優生保護法は，「優生上の見地から不良な子孫の出生を防止する」という優生思想に基づいていた。不妊手術が優生手術と表現され，遺伝性精神病質，遺伝性身体疾患を有する者，らい疾患（ハンセン病）患者等への不妊手術が本人と配偶者の同意がある場合に認められ，未成年者，精神病者や精神薄弱者については，本人の同意によらない不妊手術が認められ，大きな批判があった。このように実質的に強制不妊手術を認めた同法は，平成8年に母体保護法へと改正され，優生思想に基づく条文や表現が削除された。　〈千葉華月〉

❷⓼不法行為（ふほうこうい）

不法行為とは，故意または過失により他人の権利等を侵害し，それにより他人に損害を与える行為のことをいう（民709条以下）。たとえば，医療過誤の被害者が医師らや医療機関に損害賠償請求する場合，医師らの債務不履行責任や不法行為責任を追及できる。不法行為構成の場合，①加害者（医師ら）に故意または過失があること，②権利または法律上保護される利益が侵害されていること，③損害が発生していること，④加害行為（治療等）と結果（病気の悪化や死亡等）との間に因果関係があること等の成立要件を充たさなければならない。医療過誤訴訟では，医師らの過失の有無や因果関係の有無が争点になることが多いが，それらの証明責任は被害者側に課されている。判例では，訴訟法上の法技術により原告側の証明責任が軽減され，医療過誤の被害者救済に役立っている。不法行為が成立した場合，効果として，加害者は，財産的損害や精神的損害を賠償しなければならない。　〈千葉華月〉

❷⓽プライバシー権（けん）

プライバシー権とは，憲法13条により人格権の1つとして保障される権利と解され，「私生活をみだりに公開されない権利」，「ひとりで放っておいてもらう権利」，さらに最近は，「自己の情報をコントロールする権利」という積極的な意味で定義される権利のことをいう。しかし，後者については議論のあるところである。判例では，人格権としてプライバシー権が認められてきた。医療に関する裁判例では，医療機関が患者の意思確認なくHIV抗体検査を行い，結果を患者の同意な

しに検査の依頼者に通知した事案につき，プライバシー権侵害として不法行為に基づく損害賠償請求が認められている。これまで，診療情報等医療における個人情報は，裁判例のように，医療従事者の守秘義務という概念でとらえられてきたが，個人情報保護法が施行され，医療・介護関係事業者における個人情報の適切な取扱いのためのガイドラインが策定され，患者のプライバシー保護は，患者の自己情報コントロール権へと変容してきている。

〈千葉華月〉

⑩ プラセボ

プラセボ（プラシーボともいう）とは，薬剤成分を含まないが形，におい，味等において薬剤と外見上区別のつかないもののことをいう。プラセボは，①精神科等において心理的な治療効果のためや薬剤の投与量を減少させるために，②薬の効果を判定するために，二重盲検の手段として用いられる。そのほか，治験において利用されることもある。プラセボを使用したにもかかわらず，心理的効果等により病気が良くなった場合，その効果をプラセボ効果と呼ぶ。プラセボによる心理的な治療効果等を判断する場合に患者や被験者にプラセボの処方について説明することは難しい。そのため，プラセボを臨床上使用する場合には，患者や被験者への説明をどのように行うか，プラセボの処方を説明しない場合に同意原則をどのように考えるのか等様々な問題があり，プラセボの処方については議論がある。世界医師会のヘルシンキ宣言32項目では，プラセボの使用が認められる要件が示されている。

〈千葉華月〉

⑪ プロトコール（治験計画）

プロトコール（治験計画）とは，治験依頼者や治験実施者が実証データをもとに被験薬の危険性を考慮し作成する治験に関する計画のことをいう。治験依頼者や治験実施者は，治験実施前には，医薬品の臨床試験の実施の基準に関する省令（GCP省令）に基づき，厚生労働大臣に治験計画を届け出なければならない（薬80条の2第2項）。厚生労働省は，その内容を調査し，問題があれば，変更等を指示する。治験実施計画書には，治験の目的，被験薬の概要，治験の方法等が記載される。治験責任医師は，治験実施計画書からの逸脱は認められず，被験者に対する緊急の危険の回避や医療上やむをえない理由のために治験実施計画書に従わなかった場合には，理由等を記載した文書を治験依頼者と実施医療機関の長に提出しなければならない（GCP省令46条）。治験プロトコールからの逸脱等に関する裁判例では，損害賠償請求が認められたものもある。

〈千葉華月〉

⑫ 閉鎖病棟

閉鎖病棟とは，精神科病院において出入口が施錠されている病棟のことをいう。自傷他害のおそれがある等隔離が必要と

判断された患者が閉鎖病院に入院する。閉鎖病棟では，精神障害者への適正な医療と保護のために，患者の自由が制限され，患者本人の意思による外出はできない。精神保健福祉法は，精神科病院への入院について，患者本人の同意に基づく任意入院，本人の同意に基づかない措置入院，緊急措置入院，医療保護入院等について定める。閉鎖病棟への入院患者は，ほとんどが同法に基づく強制入院患者や医療観察法の対象者であるが，任意入院患者の場合もある。任意入院患者の場合には，自殺や自傷行為の可能性がないかぎり，本人の申請により病棟外への出入を可能にする等，開放的な処遇を行うことが原則となる。閉鎖病棟での患者の処遇については，国際社会での精神医療におけるノーマライゼーションへの転換があるなかで，患者の自律と社会復帰の観点から批判もある。　〈千葉華月〉

213 ヘルシンキ宣言

ヘルシンキ宣言とは，医学研究に携わる医師らの責務や医学研究の対象者らへのインフォームド・コンセント原則等，ヒトを対象とする医学研究（個人を特定できるヒト由来の試料およびデータを利用した研究を含む）の倫理的原則を述べた世界医師会の宣言のことをいう。同宣言は，1964年の世界医師会総会で，ニュルンベルク綱領を基本として採択されて以降，数度の改定を経て，最近は，2008年にソウルで改定されている。宣言には，法的拘束力はないが，同宣言は，国や国際的な倫理，法律や規制上の要請も，宣言が示す研究被験者に対する保護を弱めたり，撤廃するべきではないと定める。実質的にも，国際的に最も大きな影響力がある倫理指針であり，先進諸国のGCPの基本的考え方は，ヘルシンキ宣言を基礎としており，わが国のGCP省令も例外ではない。臨床研究に関する倫理指針，ヒトゲノム・遺伝子解析研究に関する倫理指針等も宣言が示す原則を踏まえ作成されている。
〈千葉華月〉

214 ヘルスケアに対する子どもの権利に関する世界医師会オタワ宣言

ヘルスケアに対する子どもの権利に関する世界医師会オタワ宣言とは，1998年の世界医師会総会で採択された医療における子どもの権利について包括的に述べられた文書のことをいう。子どもの権利に関する国際的文書は，国連の「児童の権利に関する条約」が広く知られている。本文書では，序文において同条約が引用され，医療における子どもの権利について一般原則，特定原則が具体的に示される。「同意と自己決定」の項目では，意思決定の際には，子どもの要望を考慮することや成熟した子どもは医師の判断によりヘルスケアに関する自己決定を行う権利を有すること等を定めている。また，「入院」の項目では，子どもには特別

な配慮が必要であること等を明示している。世界医師会の宣言には，法的拘束力はないが，日本医師会をはじめ，会員である各国の医師会に大きな影響力を有する。　　　　　　　〈千葉華月〉

215 法定代理人（ほうていだいりにん）

法定代理人とは，たとえば，親権者，後見人等，民法上，代理権が本人の意思に基づかずに，法律の規定により与えられる代理人のことをいう。代理人は，自ら意思を決定し表示するが，その効果は本人に帰属する。医療現場では，たとえば，未成年者，精神障害者や痴呆高齢者，意識がない者らの場合，本人に自身の医療について意思決定能力がないことがある。そのような場合，未成年者については，親権者らの監護権を有する法定代理人が本人に代わって子の最善の利益に従い同意できると解釈されている。他方，成人については，法定代理制度が財産管理を主眼とした制度であることから学説上議論がある。成年後見法の起草者の見解では成年後見人らには医療における決定・同意権は付与されていないと解釈されているが，学説では，医療における決定・同意権を認めるという見解も有力に主張されている。　〈千葉華月〉

216 北大電気メス事件（ほくだいでんきメスじけん）

北大電気メス事件とは，北海道大学附属病院で2歳の男児の動脈管開存症治療のための心臓手術が行われ，手術自体は成功したものの，手術に用いた電気メスのメス側と対極板側のケーブルが交互誤接続のまま使用されたため，患者の右下腿部に重度の熱傷が生じ，下腿切断に至り，電気メスを使った執刀医と電気メス器の操作に当たった看護師が起訴された事件のことをいう。裁判所は，看護師には刑法上の結果発生の予見可能性があったとして業務上過失傷害罪を認定したが，執刀医についてはベテラン看護師を信頼してケーブル接続の正否を点検しなかったことが注意義務違反とはいえないとして，「行為者がある行為をなすにあたり，第三者が適切な行動をすると信頼するのが相当な場合には，たとえその者の不適切な行動により悪い結果が生じたとしても，それに対する責任を負わない」とする「信頼の原則」を適用し，無罪と判示した。

〈増成直美〉

217 保健師助産師看護師法（ほけんしじょさんしかんごしほう）

保健師助産師看護師法（1948年7月30日法律第203号）とは，保健師，助産師および看護師の資質を向上し，もって医療および公衆衛生の普及向上を図ることを目的とする法律のことをいう（保助看1条）。本法は，保健師等の免許，業務について定めている。看護師の業務は「療養上の世話又は診療の補助」（保助看5条）に限定されていることから，医療現場における業務範囲，遂行形態が問題となる。時代の要請を受けて改正も行われており，2001年には保健師・看護師の守秘義務が規定され（保

助看42条の2），2006年には免許取消，業務停止，戒告といった行政処分を受けた保健師等の再教育に関する規定も追加された（保助看15条の2）。もとは保健婦助産婦看護婦法であったが，男女で職名を統一するため，2001年に改題された。なお，助産師については，現在も資格を取得できるのが女性に限られており，性別により国家資格の取得が制限される稀な例となっている。

〈増成直美〉

⑱母体保護法（ぼたいほごほう）

母体保護法（1948年7月13日法律第156号）とは，不妊手術および人工妊娠中絶に関する事項を定めること等により，母性の生命健康を保護することを目的とする法律のことをいう（母体保護1条）。不良な子孫の出生抑制を目的とした1940年の国民優生法に沿革を有する1948年の優生保護法は，優生学的な色彩が強く，戦後の混乱を背景に妊娠中絶の合法化の手段として優生思想を利用したという側面があり，さらに1949年には，経済的な理由による妊娠中絶を認めるという改正もなされた。この法律は，1996年に，「優生上の見地から不良な子孫の出生を防止する」という優生思想と障害者差別部分が削除され母体保護法と改題された。しかしなお，多胎減数手術法が人工妊娠中絶に該当するか否かの問題，生殖に関わる女性の自己決定権の尊重による配偶者の同意の不要性，胎児障害を理由に人工妊娠中絶を認める胎児条項の導入の是非等，多くの問題を抱えている。

〈増成直美〉

⑲未熟児網膜症（訴訟）（みじゅくじもうまくしょう そしょう）

未熟児網膜症（訴訟）とは，未熟児に発症した網膜症が医療側の診療における注意義務違反か否かの判断を求めた一連の医療訴訟のことをいう。本疾病は，自然軽快傾向が強く無処置で治癒することも多いが，網膜光凝固術を行うこともある。裁判所が医療側の診療における注意義務違反の有無を判断するときの基準となる「医療水準」に関して，最高裁は，従来，「診療当時の臨床医学の実践における医療水準である」として，医療水準は全国一律であるという解釈をしてきたが，1995年には，医療水準は全国一律であるという従来の解釈を変更し，地域の中核病院はより高い医療水準を充たさなければならない義務があるとし，光凝固療法の実施をすべきだったとして，医療側の過失責任を認めた。さらに，医療水準のなかに，「適切な医療機関へ転医させる義務」も含まれることを示した。

〈増成直美〉

⑳無過失補償制度（むかしつほしょうせいど）

無過失補償制度とは，医療に際して損害が発生した場合に，加害者の確定，または故意もしくは過失の有無にかかわらず，医療事故被害者に対してその損害・費用等を補い償う制度のことをいう。従来，わが国では医療事故の被害者を救済する公的制度が存在しなかった。他方，ヨーロッパ諸

国などでは，政府の責任で恒常的に基金を積み立て，医療事故の被害者を救済する制度が整備されていた。それにならい，わが国でも2009年に重度脳性麻痺に対する産科無過失補償制度が導入された。厚生労働省の所管で制度を運営する財団法人「日本医療機能評価機構」が，出産を扱った医療機関および乳児の家族から補償申請を受け，機構の審査委員会がこれを認定する。その後，機構の原因分析委員会が，当該事例を調査・検証し，乳児の家族からも分娩経過や病状について意見書の提出を求め，事故原因などについて究明するしくみになっている。〈増成直美〉

❷❷❶無資格診療（むしかくしんりょう）

無資格診療とは，医師の資格をもたない者が診療行為を行うことをいう。医師法17条は，「医師でなければ，医業をなしてはならない」と規定し，医師以外の者の医業を禁止している。「医業」とは，「業として医行為をすること」であり，具体的には，「反復・継続する意思」をもって，患者の診断や治療など「医師が行うのでなければ保健衛生上危害を生ずるおそれのある行為」をなすことをいう。一方で，保健師助産師看護師法は，「看護師」とは，「厚生労働大臣の免許を受けて，傷病者若しくはじよく婦に対する療養上の世話又は診療の補助を行うことを業とする者をいう」と規定する（5条）。したがって，看護師は「診療の補助」というかたちで医行為をなす余地があるが，その範囲が問題となる。無資格者による医業は，国民の生命，身体に対する脅威となることはもとより，国民の医療に対する信頼を失墜させる原因ともなりうる。〈増成直美〉

❷❷❷メディカル・デュープロセス

メディカル・デュープロセスとは，医療，とりわけ臨床試験・実験的治療等において，社会的観点をも加味した適正手続による保障がなければ当該医療行為を違法とする，という甲斐克則教授提唱の医療行為の適法化要件のことをいう。具体的には，実験段階から個々の被験者・患者に対するインフォームド・コンセントはもとより，その前段階として被験者・患者に十分な熟考期間が与えられたか，安全性等についての倫理委員会の審査を受けているか，人類に多大な影響を及ぼしうるものについてはプライバシー権を侵害しない範囲で情報公開をなし，社会的合意・承認を得ているか等をチェックして，そのいずれかでも欠けていれば，当該医療行為を違法とし，そのようにして得られたデータに基づく学術論文の公表禁止，それ以後の研究費凍結等の処分をなし，悪質なものについては法的責任を負わせようとするものである。〈増成直美〉

❷❷❸免許取消（めんきょとりけし）

免許取消とは，医師，歯科医師，薬剤師，看護師等の医療従事者に対する行政処分の1つのことをいう。たとえば，医師

に対する行政処分としては，医師法4条，7条による免許取消，一定の期限を定めた医業停止，および戒告がある。免許取消は，そのなかで最も厳しい処分である。処分対象となる原因としては，医療過誤による業務上過失致死（傷）のほか，医師法違反，診療報酬の不正請求，麻薬取締法違反，詐欺，窃盗，わいせつから殺人等，多岐にわたっている。従来，罰金以上の刑に処せられた者等を対象としていたが，2003年に厚生労働省に「医師資質向上対策室」が設置されたのを契機に，必ずしも刑事責任の確定を待つことなく，処分が行われるようになった。また，医師法には，厚生労働大臣が医道審議会の意見を聞いて，免許取消処分を受けた者に再免許を与えることができる規定もある（医師7条3項）。

〈増成直美〉

❷❷❹ 薬害

薬害とは，高度な科学性と生命・健康にかかわる大きな付加価値を有する製品である医薬品が，その有害性に関する情報が軽視・無視された状況において使用されたことにより，重大な健康被害が多数の人々に及び，社会問題にまで拡大したことをいう。これまで，副作用のなかの危険なものが見過ごされた事例（サリドマイド事件，スモン事件，クロロキン事件等），重大な薬物相互作用による事例（ソリブジン事件），ウイルス等の感染源の混入事例（薬害エイズ，薬害ヤコブ病，薬害肝炎等）等が経験されている。薬害には，製薬会社と行政という大きな組織が関与している。製薬会社の安全性軽視・無視による利潤追求，国の安全性軽視の医療・薬事行政，および行政・医学界と製薬会社との癒着等が，薬害の根底にある。薬害根絶のためには，国民1人ひとりが，本物の情報を見極め，行政や企業等を監視していくことが求められる。

〈増成直美〉

❷❷❺ 薬害エイズ事件

薬害エイズ事件とは，1980年代前半に，主に血友病患者に対し，加熱などでウイルスを不活性化しなかった血液凝固因子製剤（非加熱製剤）を治療に使用したことにより，多数のエイズウイルス（HIV）感染者およびエイズ患者を生み出した事件のことをいう。本事件においては，数千人の血液を混ぜ合わせてつくる非加熱製剤の危険性が米国で明らかになった以降も，医師はその危険性を患者に告知せず，製薬会社も漫然と輸入・販売を続け，（旧）厚生省は非加熱製剤を速やかに回収し加熱製剤に切り替えるなどの対策をとらなかったために，被害が拡大した。本事件では，薬害事件としてはじめて血友病の専門医や（旧）厚生省の責任者，および企業の経営者が刑事責任を問われることになった。専門医は1審で無罪判決の後，被告人死去により公訴棄却となったが，元厚生省課長は禁固1年執行猶予2年，製薬会社の幹部には実刑判決が下された。

〈増成直美〉

㉖薬剤師法（やくざいしほう） 薬剤師法（1960年制定）とは，薬剤師の免許，試験，業務，罰則など薬剤師の身分について規律している法律のことをいう。同法１条は「薬剤師は，調剤，医薬品の供給その他薬事衛生をつかさどることによって，公衆衛生の向上及び増進に寄与し，もって国民の健康な生活を確保するものとする」と薬剤師の任務と業務について定めている。調剤業務は原則として薬剤師でなければできないものとされ（19条），1974年に処方せん料が引き上げられたことを契機に医薬分業が進み，現在では院外処方率がほぼ60％に達している。1996年には患者に対する調剤情報提供の義務づけ（25条の２），2004年には薬学部修業年限の６年間への引き上げ（学教87条２項）などの改正がなされ，より高度な専門性を有する薬剤師が医師・看護師などと共同でチーム医療に参画する体制が整いつつある。2008年現在の届出薬剤師数は約27万人であるが，2003年以降の薬学部の新設ラッシュに伴い，薬剤師数は今後急増することが見込まれている。 〈平野哲郎〉

㉗薬事法（やくじほう） 薬事法（1960年制定）とは，医薬品，医薬部外品，化粧品および医療機器の品質，有効性および安全性の確保，指定薬物の規制，医薬品の研究開発促進のために必要な措置を講じ，保健衛生の向上を図ることを目的とし（１条），医薬品等の製造販売・承認許可制度，品質確保対策，安全性対策，開発の推進，新しい医薬品の販売規制等を規制している法律のことをいう。薬事法は何度も改正されているが，1963年に定められた薬局の設置の距離制限規定は，1975年に最高裁で憲法22条（職業選択の自由）に違反すると判断された。そのほかの主な改正には医薬品の有効性と安全性の強化を目的とする1979年改正，研究開発促進に向けた1987年および1993年改正，治験体制，承認審査体制，市販後安全対策を強化する1996年改正，国際化，科学技術の進展，企業行動の多様化等に対応した2002年改正，一般用医薬品を第１類から第３類に分類し，とくにリスクが高いとされる第１類を除くものについては薬剤師ではなくとも都道府県知事による試験に合格した登録販売者による販売を認めた2009年改正がある。 〈平野哲郎〉

㉘優生思想（ゆうせいしそう） 優生思想とは，優れた子孫の出生を促すとともに，劣った子孫の出生を防止することによって，人間の資質を改善しようという思想のことをいう。このような思想は，プラトンにまでさかのぼることができるが，19世紀後半以降，社会的ダーウィニズムの展開や遺伝学の進歩により，人間の生殖に介入することによって人類の進化や国民の強化を実現するという思想・学説が欧米諸国で広く主張され，イギリスのゴルトン（1833－1911年）などによって優生学

という学問領域が形成されるに至った。優生学の目的についてドイツのプレッツ（1860-1940年）は，「人間の淘汰と除去を，それが生まれてくる細胞の段階に移行させ，生殖細胞を人為的に淘汰すること」と述べた。優生思想はかつては知的障害者，精神病患者，ハンセン病患者，劣性とされた民族・社会集団などに対する婚姻制限，不妊手術の形で各国で公的な制度として実施された。現代における優性思想は，出生前診断・受精卵診断などの技術利用による障害・病気のある子の妊娠出産の回避，遺伝子操作による「デザイナー・ベビー」の追求など私的な選択としての生の選別という形で現れている。

〈平野哲郎〉

❷❷❾ 優生保護法（ゆうせいほごほう）

優生保護法（1948年制定）とは，「不良な子孫の出生防止」と「母性の生命健康保護」を目的として，優生手術（不妊手術）と人工妊娠中絶ができる場合と手続を定めた法律のことをいう。ナチスドイツの断種法の影響を受けて，1940年に制定された国民優生法を前身とする。本人および配偶者やその4親等以内の近親者に遺伝性精神病質・身体疾患・奇形がある場合，精神病・精神薄弱・らい疾患（現ハンセン病）がある場合などが優生手術の対象となり，本人の同意がなくとも手術をすることが可能であった。同法による本人の同意のない優生手術は1万4566件なされた。また，①本人や配偶者に精神病，遺伝的疾患がある場合，②近親者に遺伝的疾患がある場合，③本人や配偶者がらい疾患にかかっている場合，④妊娠継続・分娩が身体的・経済的理由によって母体の健康を著しく害するおそれがある場合，⑤性犯罪被害によって妊娠した場合には人工妊娠中絶ができるものとされていた。優生保護法（および現在の母体保護法）による妊娠中絶は，法令による行為（刑35条）として，業務上堕胎罪（刑214条）による処罰の対象にはならない。①から③の優生思想的理由による妊娠中絶は1952年には年間8000件以上，1980年代以降も100から400件程度なされていた。優生保護法は1996年に母体保護法に改正され，優生思想的条項はすべて削除された。

〈平野哲郎〉

❷❸⓪ 輸血拒否（ゆけつきよひ）

輸血拒否とは，主に「エホバの証人」の信者による信仰上の理由に基づく輸血の拒否のことをいう。2000年，最高裁は，医師が輸血以外に救命手段がなくなった場合には輸血をするという方針をとっていたにもかかわらず，それを告げずに手術をし，輸血をした事案について，患者が輸血を伴う手術を受けるか否かについて意思決定をする権利を奪ったことは人格権侵害に当たるとして，慰謝料請求を認めた（東大医科研病院事件）。その後，乳児に対する輸血を親が拒否した場合に，病院が児童相談所に虐待として通告し，児童相談所長が家庭裁判所に親権喪失審判および審

判確定まで親権者の職務執行停止と医師や弁護士を職務代行者として選任する審判前の保全処分の申立をして認められたケースを経て，2008年には日本輸血・細胞治療学会など5学会合同で「宗教的輸血拒否に関するガイドライン」が作成された。同ガイドラインでは，15歳未満の者について親権者双方が輸血を拒否している場合は，上記の司法手続を践んで，親権代行者の同意を得て輸血をすること，15歳以上18歳未満で判断能力がある者については，本人が輸血を拒否していないが，親権者が輸血を拒否している場合には，本人の輸血同意書により輸血し，本人が輸血を拒否しているが，親権者が輸血を拒否していない場合はできるかぎり無輸血で治療をするものの最終的には親権者の同意書により輸血すること，15歳以上で本人・親権者双方が拒否している場合および18歳以上の者については，輸血拒否の結果について医療従事者および病院に対して一切責任を問わないという趣旨の免責証明書の提出を受けて無輸血治療を行うか，無輸血治療ができない場合は転院勧告をすることとされている。　　　　　〈平野哲郎〉

㉛羊水検査　羊水検査とは，出生前検査の一種で羊水穿刺によって得られた羊水中に含まれる細胞や物質を分析する検査のことをいう。「遺伝学的検査に関するガイドライン」等では，妊婦やそのパートナーのいずれかが染色体異常の保因者である場合，染色体異常症の子を妊娠分娩した経験がある場合，高齢妊娠の場合などに，検査のリスク，精度などについて十分な説明をしたうえで，希望があったときに行われるものとされている。ほとんどが妊娠15週から18週の間に行われ，検査による流産率は約0.2％と低く，わが国における実施件数は年間約1万件程度である。羊水検査によってダウン症候群，無脳症，水頭症などの診断ができるほか，性別も判別できる。異常が発見された場合に妊婦およびそのパートナーが人工妊娠中絶を希望することもあるが，母体保護法では胎児異常を理由とした妊娠中絶は認められていない。このような場合，実際には母体保護法14条1項1号の「妊娠の継続又は分娩が身体的又は経済的理由により母体の健康を著しく害するおそれのあるもの」に該当するとして妊娠中絶されることもあるが，生命の選択という点で優生思想に結び付く問題を含んでいる。　　　　　　　　〈平野哲郎〉

㉜予見可能性　予見可能性とは，ある行為から，ある結果（権利・法益侵害）が発生することを事前に認識しうる可能性のことをいう。ある結果を予見することが可能な場合には，その予見した結果を回避する義務が行為者に課せられ，それに違反した場合に法的な意味での過失が認められるというのが，民事でも刑事でも伝統的な解釈である。予見可能性がない場合には結果回避という適法な行

為を行うことがそもそも期待できないので，行為者に帰責することができないと考えるのである。しかし，具体的にどのような結果が発生するかについての予見可能性を過失の成立要件として厳格に要求すると，たとえば，医療には不確実性が伴うので，医療事故が発生した場合に行為時には当該結果を予見することが医師にも不可能だったということになると，患者がその危険を負担することになる。しかし，それは不公平であるとの考え方から，予見可能性不要説（民事における新受忍限度論）あるいは具体的な危険の予見可能性は不要で，抽象的危険の予見可能性で足りるという説（刑事における危惧感説（新新過失論））が有力に主張されている。　　　　　　　　〈平野哲郎〉

❷❸❸予見義務違反

予見義務違反とは，事前にある危険の発生を予見することが可能であったにもかかわらず，それを予見しなかったことをいう。伝統的な過失論では，この予見義務違反が過失の核心とされてきた（刑事では旧過失論と呼ばれる）。しかし，旧過失論によれば，たとえば，自動車の運転や医療行為には一定の危険性が含まれることを予見できるはずであるということになり，過失犯の成立範囲が広くなりすぎるという批判がなされ，予見義務ではなく結果回避義務を過失の中心ととらえ，一定の水準的行為からの逸脱を過失の成立要件とする新過失論が提唱された。

民事でも結果回避義務を過失の中心に据え，予見義務はその前提であるとする見解が支持を得ている。さらに，公害，薬害などの増加と深刻化を背景として具体的な結果が予見できない場合でも，一般人が危惧感を覚えるような行為をするときにその危惧感を解消する措置をとらないことを過失とする危惧感説（新新過失論）が登場した。危惧感説は，刑事では有力説にとどまっているが，民事では医療行為などの分野で抽象的危険がある場合には具体的な危険を探知するための情報収集義務（問診・検査等）や事前思慮義務を予見義務に取り込んで，その義務を果たさなかった場合には過失を認める立場が主流となっている。なお，予見義務違反は（結果回避義務違反も同様），当該行為者の能力を基準とするのではなく，その立場（職業・経験など）にある平均的・合理的な者の能力を標準に判断するというのが一般的である。

〈平野哲郎〉

❷❸❹横浜市大患者取違え事件

横浜市大患者取違え事件とは，1999年1月11日横浜市立大学医学部付属病院で発生した，心臓手術予定の患者と肺手術予定の患者の取違え事故のことをいう。病棟看護師が手術室看護師に2名の入院患者を引き継ぐ際，患者を取り違えて引き渡し，その後関与した看護師や麻酔医，執刀医らもその取違えに気づかず，肺手術予定患者に心臓手

術を，心臓手術予定患者に肺手術を施術した．看護師，医師ら6名が業務上過失傷害罪で起訴され，地裁は，患者に声をかけたり，患者の同一性に疑問をもち主治医に確認を求めたりした麻酔医を無罪とし，その他の5名を有罪としたが，高裁と最高裁は麻酔医についても有罪とした（いずれも罰金刑）．チーム医療においては，他の者が適切な行動をとることを信頼してよいという「信頼の原則」が一般的には適用されるが，最高裁は，病院が患者の同一性確認のための組織的なシステム構築をしていない場合には，各人がそれぞれ責任をもって患者の同一性を確認する義務があるとした． 〈平野哲郎〉

235 らい予防法

らい予防法（1953年制定）とは，らい（ハンセン病）予防を目的とする法律のことをいう．1907年に「癩予防ニ関スル件」が制定されて以来，わが国のハンセン病対策は患者を強制的に一生隔離するというものであり，1943年にアメリカでプロミンによる治療の有効性が認められ，ハンセン病が不治の病ではなく，伝染力も微弱であることが発見されていたにもかかわらず，同病研究の第一人者であった光田健輔らの主張に基づいて戦後新たにらい予防法が制定された．同法は，患者の強制的な療養所への入所，外出禁止，規律違反に対する謹慎処分などを定めており，さらに優生保護法によって，患者に対する不妊手術・妊娠中絶手術も行われた．医学的に根拠を欠く隔離政策に対して厚生省医務局長を務めた大谷藤郎らが廃止を唱え，同法は1996年にようやく廃止された．1998年には国立療養所入所者による国家賠償請求訴訟が提起され，2001年5月，熊本地裁は，隔離政策を転換しなかった政府と国会の不作為責任を全面的に認めた．国は控訴を断念し，同年6月に療養所入所者等に対する補償金の支給と名誉の回復を目的とする「ハンセン病療養所入所者等に対する補償金の支給等に関する法律」が制定された． 〈平野哲郎〉

236 卵子提供

卵子提供とは，生殖補助医療の1つであり，非配偶者間体外受精（AID）のうち，妻以外の女性の卵子と夫の精子を体外で受精させ，その胚を妻に移植することをいう．卵巣形成不全，卵巣摘出術後，化学療法後などのため自らの卵子により妊娠することができない者が対象となる．日本産科婦人科学会は卵子提供に関する会告を出していないが，日本生殖医学会は厳格な要件のもとでこれを認める．卵子が第三者から提供されることから，生まれた子どもは妊娠・出産した母の遺伝子を受け継がない．このため，生まれた子どもの母親が誰か問題となるが，「精子・卵子・胚の提供等による生殖補助医療のあり方についての報告書」，「精子・卵子・胚の提供等による生殖補助医療により出生した子の親子関係に関する民法の特例に関する要綱中間試案」は，卵子

の提供を受けた妊婦・出産者をその子の母とする。なお、借腹型代理出産の事案であるが、最高裁は妊婦・出産者を母とした。　　　　　〈鈴木雄介〉

❷㊲利益とリスクの衡量

利益とリスクの衡量とは、人を対象とする医学研究を行うにあたり、研究を通じて被験者が享受する利益とリスクを比較衡量し、被験者の福利に対する配慮が科学的および社会的利益よりも優先されなければならないことをいう（人を対象とする研究についての倫理基準を示す「ヘルシンキ宣言」参照）。臨床試験に関する倫理指針も同宣言に沿う内容となっている。利益とリスクの衡量をするにあたり、研究開始時に利益とリスクの評価・衡量がなされていること、研究計画の公開を通じて利益とリスクの衡量の透明性を確保すること、危険を適切に管理できる確信がない場合には研究を控えるべきこと、研究開始後にリスクの方が大きいことが判明した場合には研究を中止すべきこと、研究目的の重要性が研究に伴う被験者の危険と負担に勝る場合にのみ行われるべきこと、利益については社会全般ではなく被験者集団に見込まれなければならないことなどが求められる。〈鈴木雄介〉

❷㊳理学療法・作業療法

理学療法とは、身体に障害がある者に対し、主としてその基本的動作能力の回復を図るため、治療体操そのほかの運動を行わせ、および電気刺激、マッサージ、温熱そのほか物理的手段を加えることをいう（理学療法士及び作業療法士法〔理作療法〕2条1号）。厚生労働大臣の免許を受けて、理学療法士の名称を用いて、医師の指示のもと、理学療法を業として行う者が理学療法士であり（理作療法2条3項）、理学療法士でなければ理学療法士を名乗ることができない（理作療法17条1項）。作業療法とは、身体または精神に障害がある者に対し、主としてその応用的動作能力または社会適応能力の回復を図るため、手芸、工作そのほかの作業を行わせることをいう（理作療法2条2号）。厚生労働大臣の免許を受けて、作業療法士の名称を用いて、医師の指示のもと、作業療法を業として行う者が作業療法士であり（理作療法2条4項）、作業療法士でなければ作業療法士を名乗ることができない（理作療法17条2項）。
〈鈴木雄介〉

❷㊴リスボン宣言

リスボン宣言とは、1981年に世界医師会第34回総会において採択された「患者の権利に関するリスボン宣言」のことをいう。1995年の世界医師会第47回総会で改訂され、2005年の第171回世界医師会理事会で編集・修正されている。従来の宣言・綱領が主として医師の職務に関する倫理的規定であったのに対し、リスボン宣言は患者を保護することに主眼を置いている。具体的には、「良質の医療を受ける権

利」（1項），医師や医療機関に対する「選択の自由の権利」（2項），「自己決定の権利」（3項），「意識喪失患者」に対する対応（4項），「法的無能力者」に対する対応（5項），「患者の意思に反する処置・治療」（6項），自己の診療に関する「情報を得る権利」（7項），「秘密保持に関する権利」（8項），「健康教育を受ける権利」（9項），終末期のケアなど「尊厳性への権利」（10項），「宗教的支援を受ける権利」（11項）が規定されている。

〈鈴木雄介〉

❷⓿ リビングウィル

リビングウィルとは，自分の終末期において無用な延命医療を拒否する考えを，判断能力のあるうちに文書にしておくことをいう。その成立要件は①自分の終末期における無用な延命医療を拒否する意思表示，②①の意思表示は，意思表示者が判断能力を有する際のものである，③①の意思表示が書面によりなされていることとされる。終末期の延命医療の中止には，患者の自己決定権と治療義務の限界の視点が重要とされており，リビングウィルは前者を判断する際の重要な資料となる。このため，日本救急医療学会作成「救急医療における終末期医療に関する提言（ガイドライン）」などで重視されている。なお，リビングウィルの作成時点が延命医療の中止の判断時点と時的に離れる場合，リビングウィルにより，判断時点における患者の意思を推定する力は弱くなる。アメリカではリビングウィルに法的効力を付与する州も存在するが，日本では法的効力が付与されていない。〈鈴木雄介〉

❷❹❶ リプロダクティブ・ヘルス／ライツ

リプロダクティブ・ヘルス／ライツとは，「性と生殖に関する健康・権利」のことをいう。前者は，人間の生殖システム，その機能と活動過程において，単に疾病，障害がないというばかりでなく，身体的，精神的，社会的に完全に良好な状態であることをいう（カイロ行動計画）。後者は，自分達の子どもの数，出産間隔，出産する時期を責任をもって自由に決定でき，そのための情報と手段を得ることができる基本的権利，最高水準の性に関する健康を得る権利をいう（カイロ行動計画）。リプロダクティブ・ヘルス／ライツを尊重する一方で，男女の産み分け，出生前診断・着床前診断，胎児減数手術，不妊に関連して非配偶者間の精子・卵子提供など倫理的な問題が生じている。また，堕胎に関して，胎児の保護に対する配慮から，母体保護法2条2項は妊娠22週未満で一定の要件を充たした場合に限り堕胎を認めるほか，刑法212条以下には堕胎罪があり，一定の制約が規定されている。〈鈴木雄介〉

❷❹❷ 療養上の世話

療養上の世話（保助看5条）とは，看護師および准看護師が業とし

て行う職務の1つであり、療養中の患者や褥婦に対して、その症状に応じて行う医学的知識および技術を必要とする世話のことをいう。療養上の世話に該当する行為は、医師のみが行いうる医行為（医師17条）には該当しないため、看護師の判断に基づいて行うことができる。なお、准看護師が行う場合には、医師または看護師などからの指示が必要となる（保助看6条）。療養上の世話に該当する具体的行為は、入院患者の病棟内における歩行の可否など活動に関する安静度、食事の変更、入浴や清拭といった清潔保持方法などの指示・確保が挙げられる。看護師が業として行う静脈注射、留置針によるルートの確保などの診療に関わる行為は、「診療の補助」（保助看5条）に該当する行為であるため、療養上の世話には該当しない。　　　〈鈴木雄介〉

❷❹❸臨床研究・臨床試験

臨床研究とは、医療における疾病の予防・診断・治療方法の改善、疾病原因・病態の理解、患者の生活の質の向上を目的として実施される一定の医学系研究であって、人を対象とし、未検証の新規治療法など通常診療を超える医療を行いかつ研究目的でなされる研究、通常診療以上で割付群間の比較を伴う研究、介入研究を伴わないものの血液・組織などの試料を用いる研究のことをいう（「臨床研究に関する倫理指針」）。臨床研究は、治験と異なり薬事法の規制を受けない。しかし、同指針の規定する研究者・医療機関の責務、倫理審査委員会の役割、被験者に対するインフォームド・コンセントの内容などが規範とされ、遵守されている。臨床試験とは、臨床研究のうち、新しい診断・検査・予防・治療などの医療技術や新薬などの有効性と安全性を評価するための研究をいう。臨床試験のうち、製造販売承認（薬14条3項）を得るための資料収集として行われる試験を治験という。
〈鈴木雄介〉

❷❹❹臨床試験に関する倫理指針

臨床試験に関する倫理指針とは、医学における試験・研究類型ごとに定められている倫理的な指針のことをいう。「ヒトゲノム・遺伝子解析研究に関する倫理指針」、「疫学研究に関する倫理指針」、「遺伝子治療臨床研究に関する指針」、「臨床研究に関する倫理指針」、「ヒト幹細胞を用いる臨床研究に関する指針」など法的拘束力のない指針が多い。もっとも、「特定胚研究に関する指針」に関しては、根拠法であるヒト・クローン技術等規制法において罰則が存在する。法的拘束力のない指針の違反をもって法律違反とされないものの、指針に従わないことにより科学研究費補助金の対象から除外される可能性があるほか、メディアを通じた社会的制裁の対象になるなど様々な不利益を被る可能性がある。これらの指針には、研究者・医療機関の責務、倫理

審査委員会の役割，被験者に対して為すべきインフォームド・コンセントの内容などが規定されている。

〈鈴木雄介〉

㊥ 倫理（審査）委員会

倫理（審査）委員会 (IRB：Institutional Review Board) とは，臨床研究の実施または継続の適否，被験者の人権の尊重など，倫理的および科学的観点から調査審議する合議制の機関のことをいう。治験に関しては，医薬品 GCP 27 条および医療機器 GCP 46 条により，治験審査委員会の設置が必要とされている。また，各種の臨床研究についても，各指針により設置が必要とされている。一方，延命医療の中止，生体間の臓器移植の可否など臨床上の倫理的課題に対して議論・助言を行うために，医療機関内に自発的に設けられる合議制の機関を，病院倫理委員会（HEC：Hospital Ethics Committee）という。倫理（審査）委員会は，専門性に加え，多元的・公平中立に行うことが望まれるため，医療関係者，法律学，人文・社会科学など多分野の有識者および一般の立場の代表者，ならびに男女両性で構成される。

〈鈴木雄介〉

㊦ レーゲ・アルティス

レーゲ・アルティス（lege artis）とは，医学準則のことをいう。日本の医事法学では，医術的正当性の中核をなすものとして，主に刑法学の分野で治療行為の適法化要件の1つに挙げられている。すなわち，適法な治療行為というためには，①医学的適応性，②医術的正当性（医学的に認められた手段・方法＝レーゲ・アルティス），③患者の承諾または推定的承諾が要件となる。このような3要件が整えば，刑法35条後段の正当業務行為として違法性が阻却されるものと解されている。診療における医師の行為準則が，元来科学的かつ合理性に裏付けられたレーゲ・アルティスに則っているべきことは当然であり，法的評価を加えるにあたっても，レーゲ・アルティスを基準として適法性の有無が確定されることになる。なお，レーゲ・アルティスに則っていない医療行為は，人体実験ないし臨床研究，もしくは臨床試験という位置づけになり，より厳格な条件のもとに正当化の有無が判断されることになる。〈峯川浩子〉

㊧ レシピエント

レシピエントとは，臓器移植手術や骨髄移植手術で臓器の移植を受ける人のことをいう。臓器移植の適応があり，それを望む場合（生体移植を除く）は，日本臓器移植ネットワークに登録しておく必要がある。レシピエント間の公平性を担保するため，ドナーが発生した場合の臓器提供を受ける優先順位は原則として臓器毎に定められた「レシピエント選択基準」に沿って決められている。ドナーが発生すると，ネットワークの待機患者リストのなかから，①ドナー臓器との適合度のよさ，

②待機患者のなかでの優先度といった条件に適合するレシピエント候補者がコンピュータにより選定され，さらに病状などが考え併せられて最終的に決定される。なお，臓器移植法改正（2009年）により，ドナーが親族に対し臓器を優先的に提供する意思を表示していた場合には，当該親族が優先されることになった（臓器移植6条の2）。しかし，小児がレシピエントの場合，適合する臓器の確保をめぐり課題は残っている。　　　　〈峯川浩子〉

❷❹❽老人福祉法（ろうじんふくしほう）

老人福祉法とは，1963年に高齢者の心身の健康の保持や生活の安定など，高齢者の福祉を図ることを目的として公布された法律のことをいう。介護保険制度の導入（2000年4月施行）に伴い，本法も改正されて，その内実の多くは介護保険制度に移行した。老人福祉法は，65歳以上の老人がやむをえない事由により，介護保険法が規定する在宅・施設サービスを利用することが著しく困難であると認められる場合に限り，同法による福祉措置が認められるとしている。福祉措置には「老人居宅生活支援事業」と「老人ホームへの入所措置」の2つがある。前者には老人居宅介護等事業，老人デイサービス事業等5種があり，後者には短期入所施設，養護老人ホーム等7種が規定されている。なお，やむをえない事由とは，①本人が家族等の虐待または無視を受けている場合，②痴呆その他の理由により意思能力が乏しく，かつ，本人を代理する家族等がない場合などである。
　　　　〈峯川浩子〉

❷❹❾ロー事件判決（じけんはんけつ）

ロー事件判決とは，「妊娠を終結させるかどうかに関する決定はプライバシー権に含まれる」として，アメリカ合衆国憲法修正第14条のデュープロセス条項が女性の妊娠中絶の権利を保障しているとはじめて判示し，妊娠中絶を規制する法律は違憲無効であるとした，1973年のアメリカ合衆国最高裁判所の判決のことをいう。ロー事件判決が，妊娠中絶は憲法上保障された権利であるとして，妊娠中絶を禁止する法律を原則違憲としたことにより，法律や政治，宗教といったあらゆる分野に多大な影響を及ぼし，今日のアメリカにおける中絶論争の起源ともなった。女性の妊娠中絶の権利を擁護する立場は，女性が子どもを産むか産まないかを決定する権利を確立した重要な判決であると考え，判例変更がなされないように主張している。他方，胎児の生命を重視し中絶に反対する立場は，判決が胎児を人として認めなかったことや憲法に明文規定のない中絶の権利を最高裁が認めたことなどを厳しく批判し，判例変更を求めている。
　　　　〈峯川浩子〉

❷❺⓪ロボトミー事件（じけん）

ロボトミー事件とは，精神病患者に対する外科手術として実施されたロボトミーが，多数の死者を出し

たり，無気力・無感動などの回復不能の後遺症を招いた事件のことをいう。ロボトミーとは，前頭葉の白質を切除する前部前頭葉切截術のことであり，1936年にポルトガルの学者により発明され，合衆国の学者らの追試によって，1940年代には精神医学上の術式として定着をみた。当時はまだ難治性の精神疾患に効果を示す薬物が開発されていなかったこともあり，ロボトミーは画期的な治療法として一時期世界レベルで盛んに実施されたが，不可逆的な後遺症を残すことや治療効果にも疑問があることから現在では実施されていない。1970年代に，日本でも著しい興奮や攻撃性の強い症状を呈す統合失調症の患者を中心にロボトミーが実施されたが，インフォームド・コンセントの法理もまだ定着しておらず，患者や家族は手術の危険性や後遺症についての十分な説明を受けないまま手術を選択したケースがいくつかある（例として，札幌ロボトミー事件等）。　〈峯川浩子〉

251 ロングフル・バース訴訟（そしょう）

ロングフル・バース訴訟とは，子が先天性障害をもって生まれてきた場合に，親が，出生前診断に関して医師の過失がなかったならば，この出生は回避できたはずであると主張して医師や医療機関に対して提起する損害賠償請求訴訟のことをいう。ロングフル・バース訴訟は，ロングフル・ライフ訴訟と共に，出生前診断の発展により，避妊や中絶によって生殖をコントロールすることが可能となったことから発展してきた訴訟類型である。日本においても，先天性風疹症候群，ダウン症候群，遺伝病の裁判例がある。ロングフル・バース訴訟における過失とは，先天性障害のある子が誕生する可能性についての正確な情報を医師が親に告げなかったことにより，親の自己決定権を侵害したことである。賠償されるべき損害を認定するためには，医師の説明義務違反と因果関係のある損害を認定することが前提となるが，訴訟の性質上先天性障害児を中絶することとそれを育てることとの間における，財産上または精神上の損害を論じることを回避できず，倫理的にも損害評価においても困難な問題がある。　〈峯川浩子〉

252 ロングフル・ライフ訴訟（そしょう）

ロングフル・ライフ訴訟とは，ロングフル・バース訴訟と同じような状況のもとで，子自身が，出生前診断に関して医師の過失がなければ，障害を伴う自分の出生は回避できたはずである，と主張して提起する損害賠償請求訴訟のことをいう。日本では，ロングフル・ライフの裁判例はないが，欧米諸国では多数見られる。ロングフル・バース訴訟との基本的な違いは，請求の主体が，障害をもって生まれた子自身であることであるが，ここでの損害は，子がこの世に生を受けて存在しているということ，つまり生命である。損害

は利益が侵害されたことにより生じるゆえに，存在する生命に対する損害の賠償が認められるとなると，子にとっての侵害された利益は生命の不存在，つまり死であるということになり，賠償の認容には倫理的な問題がある。そのほか，存在しないことと障害をもって存在することについての損害評価を損害賠償法によって判断しうるのかといった問題等も指摘されている。諸外国の判例は通常請求を認めていない。

〈峯川浩子〉

❷❺❸ DNA 鑑定（かんてい） DNA鑑定とは，DNA多型の存在する部位を検査し，それが誰のDNAかを特定することにより，個人の識別を行う鑑定方法であり，1985年にイギリスで開発されて以来，各種の方法が開発され，今や世界的に普及している鑑定技術の1つのことをいう。日本では，1990年から犯罪捜査にDNA鑑定技術が用いられるようになり，2004年には適法に収集・採取された被疑者のDNAを登録し，犯罪捜査に活用するDNA型データベース・システムが導入された。DNA鑑定は血縁関係の鑑定にも応用されており，頬粘膜細胞を擦りとったり毛髪等を用いて親子鑑定を行うビジネスが急速に発展している。DNA情報は究極の個人情報であり，また鑑定の結果は不確定な問題に対して重要参考資料として用いられることから，不必要な収集や同意を得ない採取はプライバシーの権利を侵害する可能性がある。そのため，経済産業省や法医学会等の関係学会は独自にガイドラインを作成し，ルールに基づいた鑑定の実施を求めている。

〈峯川浩子〉

❷❺❹ ES指針（ししん） ES指針とは，2001年に文部科学省が策定した「ヒトES細胞の樹立及び使用に関する指針」（ガイドライン）のことをいう。ヒトES細胞が「人の生命の萌芽」であるヒト受精胚を滅失して樹立されること，また，あらゆる細胞に分化する可能性を有することから，ヒトES細胞を取り扱う研究者は，これを誠実かつ慎重に取り扱う責任があるとして，研究を行う際に遵守しなければならない事項と必要な手続が定められているが，罰則はない。ES指針は数回改正されており，2009年8月の改正では，ES指針の制定以降，ヒトES細胞研究について相当の実績が蓄積され，ヒトES細胞に関する生命倫理上の位置づけや取扱いのあり方についての認識も深まってきたとして，各種手続の緩和が図られた。また，この改正によりES指針は，「ヒトES細胞の樹立及び分配に関する指針」と「ヒトES細胞の使用に関する指針」の2つの指針に分けられた。

〈峯川浩子〉

❷❺❺ GCP GCPとは，Good Clinical Practiceの略で「医薬品の臨床試験の実施に関する基準」のことをいう。GCPは，被験者の人権，安全および福祉の保護のもとに臨床試験の科学的な質とデータの信頼性

を確保することを目的として，1989年に厚生省の通達として出された（旧GCP）。その後1997年に，日本・米国・EUそれぞれの医薬品規制当局と産業界代表で構成される日米EU医薬品規制調和国際会議（ICH）で策定されたガイドラインに沿う形で上記通達が改定され，厚生労働省令として公布された（新GCP）。この改定と同時に，薬事法80条の2に第4項が追加され，治験に際して上記省令を遵守すべきことが明文化された。新GCPは，治験の国際的な調和とよりいっそうの適正な実施を図るため，その内容を見直し，薬事法に基づく省令による基準として治験依頼者，治験実施医療機関等に遵守を義務づけることとしたものであり，被験者へのインフォームド・コンセントを含めて，治験と市販後臨床試験に関する遵守事項を定めている。

〈峯川浩子〉

執筆者紹介

【編者】

甲斐　克則　　かい　かつのり　　　早稲田大学大学院法務研究科教授

【著者】

手嶋　豊　　てじま　ゆたか　　　神戸大学大学院法学研究科教授
神馬　幸一　　じんば　こういち　　　静岡大学人文学部准教授
伊佐　智子　　いさ　ともこ　　　久留米大学非常勤講師
日山　恵美　　ひやま　えみ　　　海上保安大学校海上警察学講座准教授
佐藤雄一郎　　さとう　ゆういちろう　　　神戸学院大学法学部准教授
新谷　一朗　　しんたに　かずあき　　　マックス・プランク外国・国際刑法研究所助手
福山　好典　　ふくやま　よしのり　　　早稲田大学大学院法学研究科博士後期課程
澁谷　洋平　　しぶや　ようへい　　　熊本大学法学部准教授
山口　斉昭　　やまぐち　なりあき　　　早稲田大学法学部教授
加藤　摩耶　　かとう　まや　　　岡山商科大学法学部専任講師
横野　恵　　よこの　めぐむ　　　早稲田大学社会科学部専任講師
神坂　亮一　　かみさか　りょういち　　　東海大学非常勤講師
長谷川義仁　　はせがわ　よしひと　　　近畿大学法学部准教授
永水　裕子　　ながみず　ゆうこ　　　桃山学院大学法学部准教授
宮下　毅　　みやした　たけし　　　文教大学人間科学部准教授
村山　淳子　　むらやま　じゅんこ　　　西南学院大学法学部准教授
本田　まり　　ほんだ　まり　　　芝浦工業大学工学部助教
一家　綱邦　　いっか　つなくに　　　京都府立医科大学法医学教室助教
久藤　克子　　ひさふじ　かつこ　　　岡山県立大学保健福祉学部教授
石川友佳子　　いしかわ　ゆかこ　　　福岡大学法学部専任講師
千葉　華月　　ちば　かづき　　　北海学園大学法学部准教授
増成　直美　　ますなり　なおみ　　　いわき明星大学薬学部准教授
平野　哲郎　　ひらの　てつろう　　　龍谷大学法科大学院准教授
鈴木　雄介　　すずき　ゆうすけ　　　慶應義塾大学非常勤講師・医師・弁護士
峯川　浩子　　みねかわ　ひろこ　　　中央大学非常勤講師

確認医事法用語250
Keywords of Medical Law

2010年11月25日 初版 第1刷発行

編　者	甲　斐　克　則
発 行 者	阿　部　耕　一

〒162-0041　東京都新宿区早稲田鶴巻町514
発行所　株式会社　成　文　堂
電話 03(3203)9201(代)　Fax 03(3203)9206
http://www.seibundoh.co.jp

印刷・製本　藤原印刷

☆乱丁・落丁はおとりかえいたします☆

© 2010 甲斐

ISBN978-4-7923-9210-9 C3032

定価（本体500円＋税）　　　　検印省略

三好登・藤井俊二・鎌野邦樹・奥田進一編	**確認民法用語300** A5判並製128頁／630円	民法を理解するために，最低限知っておくべき基本的な概念や制度を，民法典の編別・章別に集めた用語集。できる限り身近な事例を挙げることで，民法を具体的にイメージできるような工夫がなされている。学部や法科大学院の初学者はもちろん，公務員試験や各種資格試験の受験生必携の画期的な教材。〔2460-2・04〕
石川正興・小野正博・山口昭夫編	**確認刑事政策・犯罪学用語250**〔第2版〕 A5判並製126頁／525円	刑事政策や犯罪学の基礎用語を分かり易く解説する用語集。各用語を「刑事司法システム」「少年保護司法システム」「その他のダイバージョンシステム」の流れの中に位置づけており，体系的理解が可能になるよう工夫されている。初学者はもちろん，これまで得た知識を「確認」したい人にも必携の一冊。〔1867-3・10〕
大沢秀介編	**確認憲法用語300** A5判並製126頁／630円	憲法を学ぶのに必要な専門用語300を収録。これ一冊で，教科書や判例にでてくる憲法用語が十分理解できる。基礎的な用語に加え，最新の用語もフォローしており，学生のみならず，資格試験対策にも対応している。体系ごとにコンパクトにまとめてあり，わかりやすい用語集。〔0434-8・08〕
増田英敏・加瀬昇一編	**確認租税法用語250** A5判並製110頁／525円	租税法を理解するために必須の基本用語を平易かつポイントを絞って解説したハンディーな用語集。租税法の理論体系に基づいて基本用語を整理し，全体像が掴みやすいように工夫がなされている。初めて租税法を学ぶ学部の学生，法科大学院の院生，租税法の実務家である税理士にとって，必携の携帯用語集。〔0453-9・09〕
黒川哲志・奥田進一・大杉麻美・勢一智子編	**確認環境法用語230** A5判並製80頁／420円	環境法学習に必要な専門用語230を選び出し，明快に解説したコンパクトな用語集。環境権，汚染者負担原則，予防原則，持続可能な発展などの基本概念については，厚く説明を加えてある。環境法学習の過程で辞書的に利用したり，理解が曖昧な用語の意味を確認するのに適した一冊。〔3256-3・09〕
田口守一・川上拓一・田中利彦編	**確認刑事訴訟法用語250** A5判並製118頁／525円	刑事訴訟法の基本用語250を選び出し，分かりやすく，コンパクトに解説したハンディーな用語集。法学部や法科大学院で刑事訴訟法を初めて学ぶ学生の手助けとしてはもちろん，裁判員裁判が始まった今日において，一般の市民の方々も手軽に利用できる工夫がなされている待望の一冊。〔1855-0・09〕
黒川哲志・下山憲治編	**確認行政法用語230** A5判並製98頁／420円	行政法を学ぶために必要な基礎から最新の用語を精選し，具体例をまじえながら，わかりやすくコンパクトにまとめた用語集。学部や法科大学院の学生をはじめ，公務員試験・資格試験を目的とした人など，行政法の基本用語をわかりたい，マスターしたい人には欠かせない一冊。〔0480-5・10〕